Fidèle à sa volonté de maintenir vivant l'ensemble du catalogue et de continuer à rendre accessible à tous la richesse de son contenu, Les marques du groupe L'Harmattan proposent les ouvrages, même s'ils sont épuisés dans leur premier tirage, et les impriment à la demande.
Au vu de l'ancienneté de ce titre, un exemplaire original a été numérisé pour être réimprimé, ce qui pourrait altérer légèrement la qualité de certains passages.

Collection ***Travail du Social***
dirigée par Alain Vilbrod

La collection s'adresse aux différents professionnels de l'action sociale mais aussi aux chercheurs, aux enseignants et aux étudiants souhaitant disposer d'analyses pluralistes approfondies à l'heure où les interventions se démultiplient, où les pratiques se diversifient en écho aux recompositions du travail social.
Qu'ils émanent de chercheurs ou de travailleurs sociaux relevant le défi de l'écriture, les ouvrages retenus sont rigoureux sans être abscons et bien informés sur les pratiques sans être jargonnants.
Tous prennent clairement appui sur les sciences sociales et, dépassant les clivages entre les disciplines, se veulent être de précieux outils de réflexion pour une approche renouvelée de la question sociale et, corrélativement, pour des pratiques mieux adaptées aux enjeux contemporains.

Déjà parus

Eliane CARIO, *Le malade mentale à l'épreuve de son retour dans la société.*
Fabrice DHUME, *RMI et psychiatrie.*
Raoul LÉGER, *La colonie agricole et pénitentiaire de Mettray.*
Claire JOUFFRAY, *L'action sociale collective en collège.*
Valérie SCHMIDT-KERHOAS, *Les travailleurs sociaux et le droit pénal.*
Camille THOUVENOT, *L'efficacité des éducateurs.*
Charlotte LE VAN, *Les grossesses à l'adolescence. Normes sociales, réalités vécues*, 1998.
T.. CARREIRA, A. TOMÉ, *Éducation au Portugal et en France*, 1998.
Brigitte JUHEL, *L'aide ménagère et la personne âgée*, 1998.
J. Yves DARTIGUENAVE, J-François GARNIER (dir), *Travail social : la reconquête d'un sens*, 1998.

René SIRVEN

DE LA CLINIQUE À L'ÉTHIQUE

Réflexions sur la pratique du soin

Éditions L'Harmattan
5-7, rue de l'École-Polytechnique
75005 Paris - FRANCE

L'Harmattan Inc.
55, rue Saint-Jacques
Montréal (Qc) – CANADA H2Y 1K9

ISBN : 2-7384-7684-8

INTRODUCTION

QUESTION ETHIQUE ET PRATIQUE DU SOIN

La question éthique, posée dans le champ scientifique et technique, énoncée dans le croisement des discours, a trouvé une résonance particulière dans le champ médical. Pourquoi ?
Plusieurs types de raisons peuvent être évoqués :

- La réaction aux expériences réalisées dans les camps nazis, en rappelant la filiation entre le code de Nuremberg et les premières règles bioéthiques.
- Le lien avec le développement des techniques biomédicales qui a conduit à actualiser des enjeux laissés jusque-là à la prospective, voire à la futurologie.

La prise de conscience qui a suivi a donné lieu à des développements d'ordre institutionnel et législatif importants.
Elle a permis de mettre en évidence le contraste entre un fondement et des principes éthiques généraux, anciens et stables d'une part, et les problèmes complexes créés par l'évolution scientifique, technique, culturelle et socio-économique d'autre part.[1]
Elle a conduit à remettre en cause les images de l'homme véhi-

---

[1] On peut se demander si cette question n'émerge pas précisément à un moment de tension entre ces principes et les innovations technologiques ou les nouvelles données économiques, plutôt qu'en relation avec des événements historiques particuliers. Ne survient-elle pas dans une interrogation sur le « possible » à venir plutôt que dans l'après-coup d'une expérience de transgression dans le champ social, mise au compte de l'exception de la folie d'un seul et clôturée par un discours du type : « plus jamais ça », aussi sincère qu'illusoire ?

culées, jusqu'ici, par une culture permanente dans ses fondements, évoluant lentement dans ses valeurs, (par exemple, la parenté).

- Plus particulièrement, ce développement a placé les soignants dans une position radicalement nouvelle face à la problématique éthique de la vie et/ou de la mort, par exemple : respect de la vie et/ou qualité de la vie.[2] Ils se trouvent pris dans un conflit entre une donnée nouvelle de la conscience et un fondement qu'ils croyaient assuré, serment d'Hippocrate, et, pour certains, Décalogue. Ils sont convoqués à un choix. La décision thérapeutique est alors le fruit d'un questionnement partagé, entre soignants (médecins, infirmiers, psychologues), mais également avec d'autres, personnellement impliqués (proches) ou socialement concernés dans leur champ de compétence (philosophes, économistes, juristes...)
- Plus spécifiquement encore, le caractère clinique[3] de l'activité de soin fait que le soignant ne rencontre pas un problème, mais une personne, n'opère pas sur un objet mais sur un sujet. A la différence du scientifique qui peut, en cas de difficulté, se contenter d'accumuler les données, le clinicien ne peut échapper à la question du sens, et au-delà du sens, à celle de la valeur des éléments ou des faits problématiques, dans le moment même de la pratique où se décide le choix, en réponse à la plainte et à la demande du patient.

C'est cette décision qui doit conduire de ce qui est, la maladie, à ce qui doit être, la santé, définie en termes d'avoir, avoir un corps qui fonctionne bien, mais aussi en termes d'être, le bien-être. Le bien-être est à entendre comme un horizon plutôt que comme un objectif, comme l'a fait l'O.M.S., en 1946, dans sa définition de la santé : « état de complet bien-être physique, mental et social ne consistant pas seulement en une absence de maladie ou d'infirmité. »

Le soignant n'est pas seul à être concerné par cet horizon proposé à l'homme, mais il intervient au plus intime de ce bien-être, celui du corps que je suis, irréductible à tout autre.

---

[2] C.F. le congrès "Qualité de vie en médecine" 16.01.1996.Paris. Impact médecin n°305. 12.01.1996.

[3] A entendre dans son étymologie grecque : kliniké : soins du médecin à un malade alité, klinikos : le médecin..

Cette position du soignant, entre l'observable et le souhaitable, le situe au lieu même de l'éthique dite « médicale », éthique de la rencontre singulière dans la situation spécifique de la demande de soin, éthique du projet et de la réponse à inscrire dans un système de valeurs qui leur donne un sens.
Elle nous appelle donc à centrer la réflexion sur le soin et sur le soignant, sur l'acte d'un homme engagé dans un soin donné à un autre homme.
Mais, en même temps, poser la question éthique dans le champ clinique, dans le cadre d'une relation humaine singulière provoquée par une demande de soin, conduit à spécifier ce cadre et ce champ par rapport à ce qui est plus habituellement entendu par les termes de « bioéthique » ou « éthique médicale ».

Le terme de bioéthique est utilisé pour désigner l'ensemble des champs de la réflexion éthique sur la médecine et la biologie.[4]
Ces champs sont classés à partir des problèmes posés par l'évolution des techniques biomédicales : procréatique, expérimentation sur l'homme, interventions sur le vieillir et le mourir, greffes d'organes et utilisation des parties du corps humain, cerveau et manipulations de la personnalité, interventions sur le patrimoine génétique, interventions sur les êtres et les milieux vivants non humains.[5]
D'autres classifications sont possibles, nécessairement ouvertes à l'introduction de nouveaux sujets de réflexion.
Ainsi, la bioéthique ne concerne pas directement la relation au soigné, pas plus qu'elle ne vise uniquement le soignant engagé dans cette relation.
Elle implique aussi tous ceux qui sont en situation de décider, chercheurs en biologie dans leur laboratoire, législateurs dans leur parlement.
Elle mobilise ceux qui sont en charge d'une réflexion, philosophes, religieux, d'une régulation sociale, juristes.

---

[4] S. Rameix, Fondements philosophiques de l'éthique médicale, Paris, Ellipses, Coll.Sciences humaines en Médecine, 1996.
[5] G. Hottois, M.H. Parizeau, Les mots de la bioéthique, Un vocabulaire encyclopédique, Bruxelles, De Boeck Université, 1993.

Van Rensselaer Potter qui proposa le terme en 1971[6] la concevait comme un pont entre la connaissance biologique et les valeurs humaines.
Elle est considérée comme une réponse à apporter à un défi, à une question « inouïe » à ce jour posée à la conscience de l'homme sur sa capacité de maîtriser la vie et sa transmission, la mort et sa programmation.
Elle est, pour tous, lieu d'interpellation du savoir et du pouvoir qui en découle.
La médecine y occupe une place centrale dans la mesure où ce défi se réclame d'elle et où le corps médical est, *volens nolens*, chargé du poids d'une pratique concrète dans le champ social.

Dans la pratique clinique se rencontre une éthique du quotidien, du banal, de l'ordinaire de la vie. Quoi de plus ordinaire qu'une consultation pour un symptôme douloureux, une souffrance somatique et/ou psychique, qu'un geste de soin infirmier répété dans la quotidienneté d'un traitement?
L'éthique n'y est pas appelée, uniquement, par ce qui fait transgression dans le champ social, porté par la demande d'un homme à un autre homme réputé compétent et souhaité complaisant, mais aussi par ce qui en fait l'habituel, le connu, qui va de soi, et n'est donc jamais interrogé.
Comment entendre l'inouï d'un silence ou d'un regard, celui d'un geste répété, d'un mot dit et redit, dans le quotidien d'un travail appointé ?
Dans leur présentation de la bioéthique canadienne, David J. Roy et All proposent de distinguer trois domaines de la bioéthique qu'ils nomment : éthique de la recherche, éthique clinique et éthique publique.[7] La deuxième est définie comme touchant « toutes les décisions, incertitudes, conflits de valeurs et dilemmes auxquels les médecins et les équipes médicales sont confrontés au chevet des patients, en salle d'opération, en cabinet de consultation ou en clinique et même à domicile. » (p. 54)

---

[6] Potter V. R. Bioéthics : Bridge to the future. Englewood Cliffs, N.J. Prentice-hall, 1971, 2.
[7] La bioéthique, ses fondements et ses controverses, Ed. Renouveau Pédagogique Inc. Quebec, 1995.

Ne peut-on pas considérer une éthique de la pratique clinique inhérente à tout acte de soin, à toute rencontre d'un soignant et d'un soigné ?
La salle d'attente, le couloir d'un cabinet de consultation ou d'un service hospitalier ne sont-ils pas également des lieux où se dit quelque chose de l'éthique du ou des professionnel(s) du soin en fonction ?
La référence à la manière d'être d'un homme dans le lieu même où son humanité est convoquée à se dire dans le quotidien, l'habituel, et non l'exceptionnel, nous renvoie à la double étymologie grecque du mot éthique : « éthos » et « êthos » : habitude et lieu de l'homme.

Si on considère l'éthique comme ce qui, en l'homme, le pousse à faire du Monde un lieu qui convienne à son humanité d'homme, alors les lieux de soin, publics ou privés, sont à penser autrement qu'au registre de la banalité où cette humanité est optionnelle, voire inutile, ou à celui de l'exception où elle serait ponctuellement mobilisée.

De même, l'éthique médicale est-elle habituellement définie dans sa spécificité professionnelle à la fois au regard de son contenu et à celui de ses caractéristiques sociales.
En Occident, on la réfère explicitement au Serment d'Hippocrate, on la sait sous influence philosophique (aristotélicienne, stoïcienne, kantienne...), religieuse (judéo-chrétienne).
Elle est entendue comme appartenant en propre au médecin, dans le cadre strict de sa compétence et de son appartenance à un groupe professionnel régi par des règles particulières, celles du code de déontologie.
Elle s'inscrit donc dans un système organisé, hiérarchisé, de pratiques socioprofessionnelles distinctes, non mélangeables, non partageables.

Centrer la réflexion éthique sur le soin et le soignant, professionnel de la santé ou paramédical, ne signifie pas nier ou refuser cette spécificité, mais s'intéresser à ce qui peut en être partagé dans la relation d'un homme à un autre homme à propos

d'un soin à donner. Problème quotidien rencontré dans une chaîne de soins, dans un travail d'équipe, en milieu institutionnel ou dans l'exercice libéral, posé habituellement en termes de gestion et de responsabilité du soin, envisagé, ici, dans le partage éthique sur ce qui se fait et se dit.
Cela signifie proposer une réflexion sur ce qui advient dans une relation de soin au delà de la spécificité de la pratique des différents soignants.
Chaque soignant peut s'interroger sur sa pratique, sur ce qui la fonde, la régule, lui donne un sens. Il peut ainsi s'appuyer sur les règles de l'art apprises, sur les règles déontologiques convenues...et en voir les limites, ressentir la nécessité d'un questionnement autre.
Il peut se sentir engagé dans le soin dans ses différentes compétences, professionnelle, sociale, humaine, confronté aux différentes dimensions de la relation initiée par une demande, une plainte, confiée à lui seul, dans la singularité d'une rencontre.
Le médecin occupe une place centrale dans le champ de la souffrance et du soulagement, du trouble et du soin, en raison de sa maîtrise technique, mais, également, à cause du choix culturel technico-scientifique mis en oeuvre dans la réponse à donner à l'homme souffrant.
Or, au moment où cette technicité parvient à un degré de spécialisation et de sophistication qui rassure et, à la fois, pose question, on voit le médecin élargir le cadre de la réponse, y accueillir d'autres modalités, d'autres soignants.
Des ponts sont posés entre spécialités - et donc spécialistes. Ce que l'on nomme psychosomatique en est un.
Cette conception synergique du soin ne conduit pas seulement à le rendre plus complet, au sens de l'« *overall diagnostic* » de Balint, elle introduit la nécessité d'un partage sur ce qui s'y produit et qui s'y joue entre soignant et soigné.
Elle provoque, en même temps qu'elle la permet, une réflexion sur la position du soignant et sa relation au soigné, qui dépasse les clivages des spécificités professionnelles et des catégories administratives.
C'est pourquoi le propos des pages qui suivent, tout en s'appuyant sur les modèles habituels de la relation de soin centrée sur le médecin, tentera d'en élargir le champ, d'associer tous les soignants

à la problématique posée aux différents niveaux.

La réflexion proposée ici paraît donc opportune dans l'évolution actuelle de la conception du soin.
Elle apparaît utile, voire nécessaire, dans un temps de transformation de la relation soignant/soigné qui, échappant au cadre classique du colloque singulier, s'inscrit dans un ensemble de systèmes relationnels dont les attentes, les demandes et les références symboliques sont parfois en tension dans une société pluraliste dans laquelle on ne peut plus envisager de principes d'emblée communs à tous.
On a parlé de révolution à propos de l'évolution du savoir biologique et de ses applications à l'homme. Tout aussi révolutionnaire est le changement intervenu dans la relation de soin. Les cadres socio-économiques et psychologiques en sont complètement transformés par le double jeu des contraintes collectives et des exigences individuelles, par celui de la spécialisation et de la technicisation du soignant autant que du soin.
De même évoque-t-on la véritable mutation de l'attitude du soigné, devenu vigilant, voire soupçonneux à l'égard du soignant, jusqu'à apparaître parfois comme un consommateur en relation avec un prestataire de service.

Elle semble également souhaitable à un moment où la question éthique, faisant s'entrecroiser des discours situés dans des champs différents: scientifique, juridique, politique économique..., conduit à mettre en commun ce qui, en l'homme, résiste à l'élaboration spécifique de chacun de ces champs.
La manière dont elle est énoncée est, à cet égard, particulièrement intéressante. Elle fait apparaître, à la fois, la pluralité et le transfert des référents, dans la circulation de notions rendues disponibles à l'échange au sein de la communauté par le biais du langage.
Ainsi, la question de « la personne humaine », potentielle et/ou réelle, objet d'étude et/ou de soin, sujet psychologique et/ou juridique, auteur et/ou acteur...est-elle posée par tous, dans le discours éthique, en tant qu'objet de réflexion et non de savoir, hors du désir, ou de l'exigence, que quelqu'un ait raison...

Cependant, un tel partage ne peut se faire dans la confusion ou l'ambiguïté :

- confusion des champs de validité: cadre thérapeutique, déontologique, juridique, champ psychologique et champ éthique,

- ambiguïté de la conception même de l'éthique: cadre, fondement ou ensemble de règles spécifiques, référence ou questionnement ?

- ambiguïté du contenu de son champ: par exemple, éthique de la science du soin, du type de soin, du soignant ?

Des distinctions sont à opérer. Espérons que l'analyse proposée, ici, les permettra, référée à l'expérience clinique d'une pratique psychothérapeutique qualifiée de psychosomatique pour la situer dans le cadre médical où elle s'exerce.

Cette pratique ne relève pas de l'exception, ne se situe pas dans un contexte habituel de décisions difficiles touchant directement la vie, menacée, ou la mort, imminente, d'un malade, à son chevet.

Elle situe le soignant dans un cadre établi de distribution de soins en même temps qu'elle le met en situation d'accueil, de partage, d'accompagnement, de cheminement aux côtés d'un homme souffrant et demandant un soin.

Au-delà du besoin exprimé et identifié, elle le confronte au désir de cet homme, au sien propre, au sens de ce qui se dit et se fait, insus de tout autre qu'eux - mais au regard du monde - dans une rencontre unique, singulière - mais codée dans un système collectif de soin.

Cette position du soignant appelle la réflexion, moins pour en montrer la difficulté ou l'inconfort sous la pression individuelle ou sociale[8] , que dans le but de tenter de clarifier les éléments qui la constituent, d'en proposer une analyse qui fasse apparaître l'articulation des différents niveaux :

1- Celui du cadre organisé et codifié de la relation de soin.

2- Celui du champ symbolique dans lequel cette relation peut prendre sens.

---

[8] Nous verrons plus loin, toutefois, que cette pression tend à faire du soignant le bouc-émissaire de la difficulté du groupe social à gérer ses contradictions.

3- Celui du questionnement éthique de ce qui est produit dans ce cadre et dans ce champ.

Les deux premiers sont objet d'étude pour les soignants, au registre de la psychologie et de la déontologie médicale.
Ils sont analysés en terme de régulations implicites ou explicites, dans l'ambition de parvenir à optimiser la qualité du soin donné à la fois dans les règles de l'art et celles du code.
Le troisième peut surprendre. En tout cas, il est peu habituellement associé au soin dans une démarche de ce type.[9]
En effet, on observe, actuellement, la tendance à centrer le questionnement éthique sur les aspects techniques et les conséquences de certains types de soin particuliers, mettant en cause les conceptions philosophiques, religieuses, culturelles de l'homme et construisant ce que nous avons rencontré sous le terme de bioéthique.
De même, lorsqu'on s'intéresse aux problèmes éthiques posés par la pratique du soin, on tend à penser qu'ils sortent du cadre de la relation duelle entre le soignant et le soigné, dont les modèles sont remis en cause au profit de schémas plurifactoriels et pluri-dimensionnels (D. Roy et All, op. cit.).
On semble les découvrir à l'occasion de l'intrusion des gestionnaires et des comptables qui réduisent le soin à une prescription, chiffrée et discutée en terme de coût, le soigné à un risque, acceptable ou non, le soignant à un prestataire délégué.
On préfère les situer dans le cadre plus large de l'équipe, pour les soignants, du groupe familial ou social, pour les soignés.

Le caractère duel de la relation est relié, soit à un modèle formel, psychologique, métapsychologique, opératoire..., soit à l'arbitraire inévitable de ce qui se joue entre deux personnes dans le hic et nunc d'une rencontre.
Toute réflexion éthique en est alors exclue. Comme le disait un

[9] Le terme d'éthique ne se trouve pas dans l'index des matières traitées des ouvrages de psychologie médicale, P.B.Schneider, Psychologie médicale, Payot., 1984, Ph. Jeammet, M. Reynaud, S. Consoli, Psychologie médicale, Masson, 1988, J. Delay P.Pichot, Abrégé de psychologie, Masson, 1990,R. Pouget, Précis de psychologie médicale et de psychiatrie, Sauramps-médical, 1995.

soignant, en réponse à une telle proposition à propos d'une relation problématique avec un soigné, dommageable pour ce dernier : «On a bien le droit d'avoir mauvais caractère... ».
De même, on peut comprendre la difficulté d'une telle réflexion dans une consultation hospitalière publique ou privée très chargée, où le temps manque, où la disponibilité de tous s'épuise dans la tension.

La relation de soin peut être référée aux règles du code professionnel, constitutives de la déontologie du soignant. Nous verrons, plus loin, la part importante de la relation soignant/soigné dans le contenu de ce code.
Seules ces règles valent, et le soignant qui les respecte est à l'abri de toute interrogation.
En cas de litige, ses pairs sont convoqués à apprécier la relation en fonction de ce respect, supposé suffisant.

Difficultés et litiges peuvent être portées sur le terrain juridique, devant un juge qui arbitre entre des plaignants, devant une instance qui dit le droit, constitue une jurisprudence des cas difficiles ou litigieux.

Il suffit donc de se référer aux lois psychologiques pour expliquer l'aléatoire de la relation interindividuelle.
Il convient de rappeler les règles du Code professionnel.
Il est suffisant de dire le Droit.
Réflexion et questionnement éthiques ne sont pas indispensables.
Cependant, peut-on tout à fait les exclure ?
Doit-on se résigner aux contraintes individuelles ou collectives ? La réponse devrait-elle se situer à ces seuls plans du comportemental ou de l'institutionnel ?
Doit-on s'en tenir aux seules règles d'un code professionnel convenu, dans une lecture qui évacue l'engagement personnel d'un humain rencontrant un autre humain ?
Doit-on recourir systématiquement au juriste et au juge qui disent la Loi du Contrat Social et la sanction encourue pour son non-respect ?
Le champ du soin ne serait-il alors que celui d'intérêts contradictoires, de contrats fragiles, celui du soupçon, de la faute, du

dommage et de la réparation ?
Le champ du soin peut-il n'être qu'un lieu et temps de clôture d'une demande par une réponse, d'une attente par un geste, d'une présence par un cliché, d'un visage par un masque ?

Le soignant, auteur de ces pages, ne prétend pas répondre à ces questions en proposant une nouvelle philosophie du soin ou en fondant une éthique de sa pratique.
Il tente seulement (?) de repérer les différents aspects d'une pratique clinique quotidienne, les cadres dans lesquels elle s'inscrit, les déplacements qu'elle rend nécessaires, et de témoigner d'un cheminement vers un questionnement et une réflexion qualifiés d'éthiques pour en dire le sens et la visée, pour exprimer la nécessité ressentie d'une présence autre que technique et professionnelle, individuelle et singulière.
« De la clinique à l'éthique » dit ce chemin parcouru, inachevé, toujours ouvert, à la manière du chemin de Compostelle, rapporte les repères rencontrés, les témoignages reçus, les interrogations sans réponse et les réponses croisées.
Cet essai se dit aussi tentative de rapprocher les soignants, appartenant à des spécialités différentes, dans leur compétence commune d'humain, à partager avec tous les hommes rencontrés dans les lieux de soin.

L'auteur est enseignant, chargé de transmettre éléments de savoir et expérience clinique aux soignants, infirmiers, médecins, psychothérapeutes, rééducateurs. Ces pages sont également à lire comme éléments de réflexion et d'interrogation sur ce savoir et cette expérience.

PARTIE I

LA RELATION DE SOIN. LE CADRE

CHAPITRE I

LA RELATION DE SOIN

Le trouble et le soin

La relation de soin est initiée dans une rencontre qui n'est ni fortuite ni optionnelle, mais provoquée par un trouble qui appelle un soin.
C'est pourquoi elle est instituée par une demande explicite adressée par une personne à une autre personne, réputée compétente pour donner le soin nécessaire.
Dans certains cas, la demande n'émane pas de la personne qui souffre du trouble mais d'un tiers, individu ou institution (urgence, pédiatrie, psychiatrie, psychologie, par exemple).
Les soins de prévention (vaccinations, bilans somatiques et psychologiques, explorations fonctionnelles...) inscrivent la relation dans le cadre d'une demande sociale qui lui donne un caractère obligatoire, ou, en tout cas, fortement indiqué, même en l'absence de trouble actuel.
Certains actes dits « de convenance », en chirurgie esthétique et en gynécologie-obstétrique notamment, conduisent à élargir la conception même de l'acte de soin, la définition de sa nécessité , ainsi que la notion de trouble et de soin qui le motivent et le justifient.
Ces exceptions faites, on peut poser que la relation de soin s'inscrit dans un objectif de réparation d'une fonction organique ou psychique, de restauration d'un état antérieur au trouble ou, au moins, d'amélioration de l'état actuel en réduisant, voire

supprimant la souffrance.
C'est dire que cette inscription est plus ou moins circonscrite, qu'elle concerne un organe, un système fonctionnel ou un état d'être organique ou psychique global, une douleur, une souffrance ou une détresse. Le trouble qui la motive peut être énoncé dans un discours plus ou moins précis.
La sélection du soignant résulte de cette énonciation. Elle est opérée par le patient lui-même ou par le soignant consulté en première demande (médecin généraliste, par exemple). La réponse est donnée par le soignant ès-qualité, dans le cadre, et les limites, de sa compétence, ainsi que dans ceux de sa conscience[1].
Pour le soignant clinicien (médecin, psychologue...), elle consiste dans la collecte d'informations sur le trouble, à partir du discours du patient (interrogatoire, anamnèse), de l'examen clinique, des examens dits complémentaires qui objectivent la plainte et le dysfonctionnement, dans leur interprétation diagnostique et dans la mise en oeuvre des soins appropriés.
La réponse du spécialiste de soins infirmiers ou de rééducation, s'inscrivant dans la suite de la chaîne thérapeutique, est plus précise dans les gestes et le discours. Elle est, néanmoins, à considérer comme provoquée par une demande propre, centrée sur la réparation, distincte de celle, diagnostique, de la cause.
Cette conception d'une relation thérapeutique effective et distincte entre ces catégories de spécialistes et les soignés est peu présente dans les systèmes de soin très hiérarchisés. Par contre, on la rencontre dans ceux qui sont basés sur la collaboration des soignants.[2]
Pour tous, la finalité du soin donné est de l'ordre de l'homéostasie et de l'autonomisation.

- L'homéostasie est à entendre au plan corporel comme

---

[1] Le refus de soin est présent dans les principes hippocratiques (maladies chroniques). La loi Veil du 17 janvier 1975 et l'article 18 du Code de Déontologie (édition octobre 1995) sur l'interruption volontaire de grossesse ont reconnu au médecin la clause de conscience qui permet de refuser le soin demandé. L'article 47 l'étend, « pour des raisons professionnelles ou personnelles » à tous les cas non urgents.

[2] Au Quebec, les soignants infirmiers sont considérés comme des professionnels indépendants des médecins. David. J. Roy et All. op. cit. p.116.

l'ensemble des processus qui assurent le maintien de la continuité fonctionnelle. Le soin s'y inscrit en tant qu'aide complémentaire ou substitutive apportée à ce que les anciens appelaient « natura médicatrix ».
Plus largement, on peut la considérer comme la tendance au maintien de l'équilibre et de la constance des conditions de vie, à leur rétablissement lorsqu'elles sont modifiées.
Le soin intervient de deux manières :

- en fournissant les éléments dont l'absence provoque et entretient le déséquilibre : molécule, séquence fonctionnelle somatique ou psychique, mentale ou comportementale. On parlera de restauration de l'intégrité.
- en facilitant la constitution d'un état d'équilibre différent qui intègre les données nouvelles, au plan somatique ou psychique. Il sera question de restauration de la compétence.
- L'autonomisation est à considérer comme le retour à l'autonomie antérieure au trouble, c'est-à-dire la restitution de la capacité de fonctionner de manière non dépendante de processus et de moyens extérieurs à l'organisme ou à l'individu, non dépendante de décisions touchant au fonctionnement somatique ou psychique prises par autrui en son nom.

On comprend aisément les limites de l'efficacité du soin dont la visée est d'optimiser cette capacité du soigné, sans pouvoir, parfois, prétendre à une restitution complète.

Homéostasie et autonomisation sont à concevoir au niveau de l'organisme, de l'individu, de la société, dès lors que le trouble est générateur d'une perturbation de l'équilibre d'un système organisé, impliquant un ensemble d'éléments, organiques, somato-psychiques et sociaux.
Cependant, la demande et la réponse sont, ici, d'emblée et explicitement centrées sur les deux premiers, les éléments sociaux qui les surdéterminent étant considérés comme situés hors du champ de compétence du soignant.

La relation de soin est donc mise en place et organisée à partir d'une demande de réparation somatique ou psychique, adressée au soignant, réputé expert, spécialiste du trouble subi.

Elle crée un colloque singulier (Duhamel) autour du trouble et du soin.
Ce trouble est qualifié de « maladie » pour en dire le saisissable, afin de le concevoir comme « une entité définissable » (dictionnaire Robert), mais aussi pour exprimer sa négativité. C'est ainsi qu'on peut lire dans le « Vocabulaire de psychopédagogie et de psychiatrie de l'enfant » de Robert Lafon (1963), à l'item « maladie » : « Altération de la santé correspondant à l'atteinte et au mauvais fonctionnement de tout ou partie du corps et se traduisant par une série de troubles généraux ou localisés, lésionnels ou fonctionnels. »
De même, Henri Ey définissait la maladie mentale comme « un déficit de l'organisation progressive de l'être et un modèle régressif de l'existence. »
Ce dysfonctionnement ou déficit a pour effet de dissocier la personne en déterminant une part affectée et une part demeurée intacte. Il constitue, ainsi, une atteinte à son unité.

La prise en charge thérapeutique, mais aussi socio-économique, exprime la solidarité du groupe en même temps qu'elle porte un projet homéostasique de maintien et de restauration de la compétence dans ses différentes dimensions, somatique, relationnelle et sociale.
Le soin est l'expression concrète de cette solidarité et de ce projet de restauration d'une unité perdue, d'une compétence altérée.
Chaque geste du soignant en est porteur et en reçoit sa légitimité...sous condition.
En effet, ce soin donné s'inscrit dans une pluralité de cadres qui assurent sa légitimité et le régulent dans le champ social :

- Cadre thérapeutique, spécifique et pluridimensionnel (dimension technique, relationnelle).
- Cadre déontologique, fixant les devoirs du soignant, garantissant les droits du soigné.
- Cadre juridique du recours en cas de difficulté entre soignant et soigné, relevant de la faute ou de l'aléa, susceptible de donner lieu à réparation.
- Cadre, de plus en plus évoqué, de l'éthique, garde-fou marquant des limites.

Entendons, ici, le mot « cadre » en tant que contenant, tenant ensemble des éléments distincts, hétérogènes, créant de l'unité autour de ce pourquoi deux ou plusieurs personnes sont réunies, autour d'un trouble et d'un soin.
Le cadre est générateur d'unité :

- par la cohérence de la prise en charge au plan socio-technique, depuis la recherche diagnostique jusqu'à l'achèvement du traitement,
- par le caractère global, universalisant, des règles et des normes qui gouvernent les relations entre les soignants et les soignés.

Entendons le mot comme limite distinctive, définissant le soin dans le champ des pratiques sociales, indiquant sa spécificité, sa place dans un système pluriel de cadres imbriqués.

C'est pourquoi, la relation instaurée par la nécessité d'un soin se donne, d'abord, à analyser :

- dans sa pluridimensionnalité : psychologique, socioculturelle, socio-économique.
- dans ses modes de régulation de type implicite (psycho ou socio-dynamique), ou explicite (code socio-professionnel déontologique, code social juridique).

Le cadre thérapeutique

Modèles et paramètres

Pour qu'il y ait relation de soin, il faut qu'un cadre spécifique soit défini. Cette nécessité est d'ordre épistémologique (le cadre), et méthodologique (ce que l'on y fait). Ainsi, ce cadre est-il différent dans une structure plurielle ou dans une organisation individuelle en cabinet. Dans le premier cas, encore faudrait-il distinguer conceptions systémiques et consultations conjointes.
Quoiqu'il en soit, une relation thérapeutique ne peut être établie dans un cadre qui n'est pas préalablement et explicitement pensé et organisé comme tel.

Ce cadre fait du soignant une personne située, à la fois par rapport aux non-soignants (personnel administratif, par exemple), et par rapport aux autres soignants.
Il situe également ses actes et gestes de soin :

- Ce qu'il fait - ou ne fait pas - en fonction de sa spécialité
- A qui il le fait - ou ne le fait pas - selon le trouble présenté par le soigné
- D'où il le fait, suivant sa position dans le système de soins.

Il est, avant tout, de type professionnel. Ce caractère lui confère des attributs qui prédéterminent la relation entre les acteurs.
Ainsi, la professionnalisation du soin donne-t-elle au soignant l'autorité et la responsabilité, fondées sur la compétence contrôlée, sinon garantie. Elle place le soigné en position de soumission et d'attente légitimes, quoique raisonnables.
Comme toute activité professionnelle, elle les inscrit dans un système convenu de division du travail.
Toutefois, son contenu introduit des facteurs qui modulent les relations, les rendent plus complexes, moins saisissables.
On peut évoquer :

- l'asymétrie de la relation induite par la demande. Comme toute demande, elle fait du demandeur un « obligé », mais cette asymétrie est aggravée par l'état de souffrance dans lequel se trouve le patient, la peur qu'il génère et qui modifie sa capacité relationnelle.
- La position de savoir et de pouvoir dans laquelle elle place le soignant, *volens, nolens*.
- L'attente réciproque, génératrice de pression, le plus souvent inconsciente et rationalisée.
- La mise en oeuvre de mécanismes psychiques inconscients déclenchés par la souffrance, la situation, par l'Autre, soignant ou soigné, dans la répétition, la réactualisation d'expériences antérieures.

Tous ces éléments conduisent à penser que la relation soignant/soigné est un des paramètres de la thérapeutique, (comme le montrent les effets *placebo et nocebo*).
C'est pourquoi elle est objet d'étude pour la psychologie médicale

ou paramédicale à l'intention des soignants.(P.B. Schneider. 1984; Ph. Jeammet, M. Reynaud, S. Consoli. 1988, J. Delay, P. Pichot, 1990, R. Pouget, 1995.)

Le psychanalyste Michael Balint attire l'attention sur les éléments fantasmatiques présents dans la situation de soin, ainsi que, tout particulièrement, sur l'importance de l'implication affective du soignant dans la relation au patient.

Le cadre thérapeutique est considéré comme de nature à provoquer la répétition d'expériences et de conduites infantiles.

Par référence à la cure analytique, on parle de transfert et de contre-transfert pour exprimer l'investissement et l'interaction inconscients qui relient soignant et soigné.

Une telle utilisation extensive du concept psychanalytique peut paraître abusive dans la mesure où le tranfert induit par la situation analytique est spécifique, objet d'opérations intellectuelles et non agi, sans contact visuel, tactile, corporel.

Philippe Jeammet et All. (op.cit.p.309) proposent d'utiliser ces termes pour exprimer que la relation de soin fait intervenir des figures composites (maternelle, paternelle), des images préétablies qui l'influencent, l'orientent, la rendent possible ou l'interdisent.

D'un point de vue fonctionnel, on pourrait parler de transfert de type maternel dans la relation de soin, généré par la médiatisation du corps.

M. Balint met en évidence la spécificité du cadre thérapeutique médical, par rapport à celui de la cure analytique, artificielle, strictement duelle, purement verbale dans le discours du patient et le silence de l'analyste dont « la personnalité réelle » est réduite « autant que possible »[3]

Il écrit « En résumé, on peut dire que la situation de l'omnipraticien - tout en contenant bien des éléments fantasmatiques - est plus proche de la réalité que la situation psychanalytique. » (op. cit.p.18).

Le *setting* , évoqué par Winnicot, doit être modifié. En tant que cadre de la relation de soin, il appelle un dispositif spécifique. Par

---

3 A.Missenard, M. Balint et All., L'expérience Balint : histoire et actualité, Dunod, 1982.

4 C. Rogers, La relation d'aide et la psychothérapie, ESF, 1970.

référence à la notion des « trois zones de l'esprit », il correspond à la « zone de la création , celle d'où sort la maladie », celle où le soignant intervient. (op.cit. p.1)
Cette complexité du cadre thérapeutique a conduit à le conceptualiser, à élaborer différents modèles formels des relations et des opérations qu'il autorise, nécessite ou provoque.

Il est fait appel au concept d'opérateur, utilisé en mécanique et en mathématiques pour rendre compte de ce qui, dans un processus ou une transformation, effectue l'opération. En mécanique, l'opérateur est l'organe de la machine-outil, en mathématiques, il est un symbole.
Dans la relation de soin, on peut parler d'opérateur psychologique pour indiquer ce qui produit un processus, induit une transformation, connus, toujours identiques et recherchés.
Cet opérateur peut être envisagé comme un élément volontaire du comportement du soignant, utilisé pour induire chez le soigné un changement attendu.
On peut le considérer du point de vue du soigné, influençant le soignant.
L'opérateur est donc ce que chacun utilise pour déclencher ou modifier quelque chose chez l'autre, par exemple, en influençant ou en se refusant à influencer, en projetant ou en refusant de projeter...
On comprend la nécessité d'un accord entre les opérateurs, ou, en tous cas, celle d'un écart limité, d'une non-contradiction, ce que Carl Rogers nomme « congruence » et qu'il estime fondamental dans toute relation thérapeutique.[4]
La « lisibilité » opératoire est d'autant plus nécessaire dans la relation de soin qu'elle ne fonctionne pas dans un système constitué de corps inertes (matière, être mathématique...) et que l'opérateur est émis par un être finalisé pour agir sur un autre être finalisé et qu'il existe, en outre, une interaction probable entre ces deux êtres.
Les modèles opératoires de la relation de soin peuvent être construits à partir:

- De son déroulement : (Von Gebsattel, in P.B. Schneider,op. cit. p.183) :

1°- Phase de l'appel de détresse et de la réponse immédiate d'accueil.

2°- Phase de l'objectivation, de l'éloignement, dans le temps du diagnostic et de la décision thérapeutique.

3°- Phase de la personnalisation dans la mise en oeuvre du traitement.

L'appel réunit soignant et soigné, gratifiant le premier, reconnu dans sa compétence, rassurant le second, accueilli dans sa souffrance et/ ou sa détresse.

La distanciation qui suit est rassurante pour le soignant, protégé par l'objectivité des techniques d'examen, ambivalente pour le soigné, en attente d'une réponse diagnostique et d'un soin différés, confiés à un appareil technique tout puissant, depuis le simple test jusqu'aux appareillages sophistiqués.

La personnalisation les rapproche autour d'un objectif commun de soulagement, de réparation, ainsi que des moyens à mettre en oeuvre pour y parvenir.

- Du type d'activité des protagonistes :

1- En proposant trois niveaux, correspondant à trois types de situations ou de pathologies (Szasz et Hollender, in P.B. Schneider, op. cit.) :

1°- Activité du soignant/passivité du soigné : urgence, néonatalogie, états psychiatriques aigus, par exemple.

2°- Direction du soignant /coopération du soigné : pédiatrie, maladies aiguës, toxi-infectieuses, accidents, notamment.

3°- Participation mutuelle et réciproque : maladies chroniques, réadaptation post-opératoire.

2- En se centrant sur l'attitude du soignant, à la manière de Porter qui distingue six attitudes possibles : décision, évaluation, support, interprétation, enquête et compréhension.[5]

On peut considérer, ici, que l'opérateur psychologique évoqué supra est perçu par le soigné comme une attitude du soignant.

---

[5] E.H. Porter, An Introduction to therapeutic counseling, Boston : Houghton Mifflin, 1950.

L'attitude de décision conduit à se substituer au soigné en lui donnant un ordre (ordonnance), un conseil, une solution.
L'évaluation est de l'ordre du jugement. Elle consiste à approuver (encouragement), à désapprouver (mise en garde) le dit et le fait du soigné.
Le support est à entendre comme le soutien proposé explicitement par la prise en charge « comptez sur moi ». Il peut viser à réduire l'intensité de l'expression de la souffrance en limitant, banalisant le trouble « cela n'est pas grave ».
L'attitude interprétative inscrit les signes du trouble dans un système explicatif cohérent qui leur donne une unité et permet de les comprendre. Elle pose le soignant comme expert, possesseur d'un savoir.
L'enquête, classique dans le domaine du soin, comme dans celui de la réparation, permet de recueillir les informations concernant le trouble, sa survenue, ses caractéristiques etc...
Porter qualifie de compréhensive l'attitude du soignant qui s'efforce de percevoir clairement ce que dit ou fait le soigné, s'en assure en lui demandant confirmation.
Ce système doit être complété par une septième attitude que nous appellerons attitude d'information et qui consiste à répondre à une question posée par le patient, de manière directe, centrée sur le contenu de l'information demandée et non sur le soigné - et sa motivation - ou sur le soignant - et son projet.
On comprend que ces attitudes du soignant produisent des effets sur les attitudes et les conduites du soigné, et qu'elles déterminent donc, pour une large part, le cadre thérapeutique qui les réunit tous deux.
Ainsi, on parlera d'un cadre caractérisé par la rigueur, la directivité du soignant, la prise en charge du soigné. On évoquera un cadre plus ouvert, dans lequel la non-directivité du soignant favorise l'activité du soigné et sa participation au soin.
On conçoit qu'elles soient diversement mobilisées en fonction de la personnalité de chaque soignant et/ou des contextes situationnels du soin à donner.
En effet, le soignant est influencé par :

- la situation elle-même : bilan et diagnostic, traitement et évolution...

- la perception de la situation orientée par le cadre professionnel : on parle de déformation professionnelle pour caractériser la catégorisation rapide, parfois hâtive, du soigné et du soin retenu.

- la perception de la personne rencontrée. Autrui est rapidement situé à partir d'éléments socioculturels, d'expériences antérieures hors du cadre professionnel.

- Ses attitudes personnelles « chroniques », mobilisées dans les relations habituelles et qui se manifestent sous la forme de tendances, plutôt stables, relativement indépendantes des différentes situations.

- Les réactions face à tel ou tel soigné qui provoque la mise en oeuvre de mécanismes de défense inconscients.

- la formation du soignant, génératrice d'une identité médicale ou paramédicale, et dont Ph. Jeammet (op. cit. p. 99) se demande si elle consiste dans l'acquisition d'une véritable identité, dans un placage ou dans une formation réactionnelle.[6]

Ainsi, le soignant qui utilise de façon permanente ou, au moins prédominante, les attitudes de décision et d'évaluation, met-il en place un cadre thérapeutique de type paternaliste-autoritaire.

Ainsi, la mise en oeuvre de l'attitude d'enquête contient-elle des éléments de manipulation du soigné, dirigé par le soignant.

Autorité et directivité sont à référer à la conception d'une fonction « apostolique » du soignant (M. Balint, 1964), à un modèle sacerdotal de la relation de soin, à une approche scientiste de la maladie.

La compétence, attestée par la formation et le titre professionnel, le respect des règles de l'art et du Code professionnel en constituent les appuis nécessaires, rendent inutile et superflu le questionnement éthique de la pratique du soin.

3- en référant cette activité au modèle général de la communication (Osgood, 1954) :

[6] Formation réactionnelle : « Attitude ou habitus psychologique de sens opposé à un désir refoulé et constitué en réaction contre celui-ci (pudeur s'opposant à des tendances exhibitionnistes, par exemple) » J.Laplanche et J.B. Pontalis Vocabulaire de la psychanalyse. Puf. 1967.

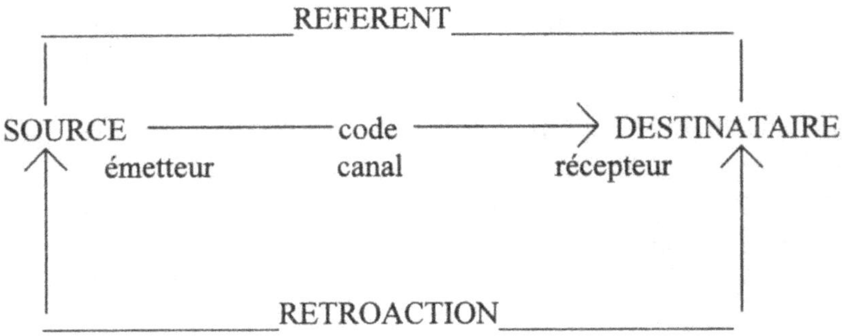

Ce modèle s'applique à la transmission d'informations. Il se prête au traitement statistique des messages qui circulent entre source et destinataire.
Cependant, il peut être élargi à toute relation, en particulier à la relation de soin, pour laquelle il rend bien compte des conditions d'une communication optimale en même temps qu'il fait apparaître les sources de difficultés, distorsions et malentendus.
Erreurs et perturbations peuvent affecter chaque élément du système, chaque processus mobilisé : référent, codage, décodage, canal. On les regroupe sous une seule dénomination : *le bruit* .

Le cadre thérapeutique peut être considéré comme sensible aux distorsions, aux malentendus, en raison de :

1- l'extrême hétérogénéité des éléments qui composent le système, le soignant et le soigné ayant chacun son référent, son propre code.

2- la faible redondance des messages, qui sont très rarement explicités dans des énoncés différents, sont réduits à l'information brute.

3- l'absence de rétroaction, (nommée feed-back par les anglo-saxons), qui ne permet pas au soignant, comme au soigné, de s'assurer que son message a été décodé sans erreur, c'est-à-dire compris.

Par message, entendons tout ce qui peut être décodé comme tel. Ainsi, le soignant mutique, écoutant, manipulant, injectant un produit, traitant une plaie, peut être perçu comme source d'un

message du type : « Tu ne m'intéresses pas en tant que personne. Je fais mon travail, strictement et uniquement. »
La réponse du soigné, verbale ou non, consciente ou non, sera déterminée à partir de ce message.
C'est ainsi que la communication entre deux individus constitue une construction continue. Chaque acte, c'est-à-dire ce qui est dit ou fait, se répercute tout au long de la relation de soin, de manière amplifiée ou amortie selon la réaction de l'autre, déterminée par sa perception dans le moment de l'échange.
On comprend les répercussions parfois étonnantes d'une erreur ou d'une maladresse non perçue par son auteur ou considérée comme mineure.

- D'une typologie du cadre thérapeutique construite à partir de la dimension interpersonnelle ou technique de la relation de soin.

On distingue ainsi (Tatossian 1984) :

1- Le modèle de la relation interpersonnelle qui repose sur la relation directe entre soignant et soigné.

2- Le modèle technique de service : le soignant fonctionne comme tout professionnel auquel est confié un objet à réparer : plombier ou mécanicien, par exemple.

Dans le premier, l'élément interpersonnel intervient aux plans cognitif et affectif, aux niveaux conscient et inconscient, induit un processus d'identification. Il peut être considéré comme un paramètre appartenant au soin, au versant diagnostique comme à celui du traitement.
Ce modèle se rencontre dans les soins dont la dimension psychique est, ou paraît, prédominante, psychiatrie, psychothérapie.

Dans le second, la relation est impersonnelle, purement opératoire, induisant une désidentification protectrice grâce à la focalisation sur le caractère objectif (organique ou fonctionnel) de l'atteinte.
Un tel modèle caractérise le soin dit « spécialisé » qui fait intervenir un soignant spécialiste du trouble à traiter.
Le patient est considéré comme porteur de symptômes touchant une fonction, un organe déterminés, confiant au spécialiste leur

réparation, à la manière du propriétaire d'une automobile en panne. Dans les deux cas, un objet est donné à réparer au spécialiste, qui le prend, l'isole, l'examine et le traite.
Ainsi apparaissent les examens complémentaires (radiologiques, hématologiques, psychométriques etc...) qui, en objectivant la plainte, la confirment ou la nient.
De même, les consultations spécialisées, ponctuelles, centrées sur une question précise posée par un soignant à un autre soignant.
De même encore, les interventions techniques à l'intérieur d'un champ opératoire strictement délimité, chirurgie, pansements...

Dans la pratique, la distinction entre ces deux modèles n'est pas aisée. On ne saurait situer l'omnipraticien ou le psychothérapeute dans le premier, le spécialiste d'un type de soin dans le second, sans précautions, car :

1°- Tout soignant est conduit à passer de l'un à l'autre, de combiner l'un et l'autre, en fonction de paramètres qu'il ne contrôle pas toujours, liés à l'Autre, soigné, à la situation, au contexte.

2°- La formation de tout soignant est centrée sur la technique du soin. Elle fait du soigné un objet de soins, aussi efficaces que possible. La prédominance du caractère psychique du soin ne le « dé-technicise » pas pour autant. Psychiatre et psychothérapeute peuvent se situer au pôle technique, manipuler le soigné par les techniques apprises de la relation.
A contrario, la prégnance de la dimension instrumentale technique n'élimine pas le caractère interpersonnel du soin donné par une personne à une autre personne. Même s'il était explicitement et consciemment refusé, ce qui est rarement observé, il interviendrait dans l'implicite, le non-conscient.

La dimension technique du cadre thérapeutique a été renforcée par le développement de la science médicale et psychologique du soin, sous-tendue par l'idéologie scientiste, génératrice de la croyance que les progrès des techniques du soin devraient permettre de tout traiter et guérir : les maladies somatiques et psychiques les plus graves, mais aussi les troubles et les difficultés jusqu'ici assumés, aux registres fonctionnel, comportemental, du commencement jusqu'à la fin de la vie.

Cette technicité connaît un développement important dans le champ du soin, l'examen clinique cédant la place aux examens complémentaires, aux gestes techniques qui combinent diagnostic et soin, dans la fragmentation du corps, dans l'évacuation du vécu considéré comme une simple dimension, inutile dans le cas d'espèce, voire gênante.
L'interrogatoire systématisé à partir d'un questionnaire standard impersonnel peut tenir lieu d'entretien, constituer le lieu de rencontre du soignant et du patient.
Les bilans psychiatriques et psychologiques n'ont pas échappé à cette tendance à la technicisation de l'évaluation et du diagnostic. L'informatisation de la psychométrie peut aller dans ce sens.

Les effets du développement de la dimension technique sont considérables :

- Si la relation de soin est caractérisée par l'inégalité et l'attente, on comprend l'aggravation inégalitaire face à un appareillage technique sophistiqué, l'exaspération de l'attente,- ou la résignation,- devant une technologie représentée comme toute puissante.
- On comprend le poids accru de la parole médicale, ou paramédicale, porteuse d'un tel savoir et d'un tel pouvoir.

Le savoir médical sur le corps, appris à la Faculté à l'aide de schémas théoriques, de fragments détachés, disqualifie le savoir ordinaire, acquis dans la genèse du schématisme corporel, appris dans l'éprouvé, le ressenti de l'image du corps, au cours des étapes et des épreuves de la vie.
Il introduit chez le soignant une rupture entre ces deux savoirs, un doute sur la compétence informative du second, une ambiguïté dans la relation au soigné et à son discours que l'examen clinique accueillait, que l'examen technique exclut.

- On comprend les difficultés nouvelles générées par le déplacement de la pratique vers une technicisation qui dépersonnalise le soin, le « socialise » en le posant dans un espace socio-technique et socio-économique où l'accent est mis sur les contraintes extérieures et sur la notion de coût.
- On comprend les tensions entre soignants, la ségrégation au nom d'un savoir de plus en plus technique, la hiérarchisation de

la valeur des soins. Pensons aux relations entre somaticiens et « psy », à celles observées entre médecins et infirmiers ou « paramédicaux », dans le croisement de critères scientifiques et techniques qui conduisent parfois les second à techniciser à outrance leur approche et leur soin pour garder le contact avec les premiers.

On peut analyser et interroger le choix socioculturel de la prégnance de la dimension technique dans le champ du soin, à la manière du sociologue Robert Castel[7] , ou, plus polémique, d' Ivan Illich[8] .
On peut subir cette dimension comme une nécessité accompagnée d'inconvénients inévitables, notamment au plan juridique, comme nous le verrons plus loin.
On peut, peut-être, l'envisager autrement que dans ce refus ou cette soumission.

Tous ces modèles, comme d'autres, non cités ici, font intervenir, dans des proportions variées, l'aspect objectif et la dimension interpersonnelle de la relation de soin.
Le terme de « modèle » nous invite à les entendre comme la représentation schématique d'un phénomène complexe, ayant une valeur descriptive et heuristique plutôt qu'explicative ou évaluative.
Cependant, ils contiennent des éléments d'évaluation des différents paramètres qui leur donnent un caractère optatif. C'est ainsi que sont préconisés les modes de relation dits « adultes », de type réciproque et mutuel, les types de communication favorisant la rétroaction, l'attitude compréhensive...
Le recours aux notions d'attitude et de motivation introduit celle de la valeur positive ou négative, en tant que force d'attraction ou de répulsion, (la valence de K. Lewin), ou bien comme recherche ou évitement, (le bon ou le mauvais objet).
Ils rendent compte de la spécificité de la position du soignant situé entre l'observable et le souhaitable.

---

[7] R. Castel, La gestion des risques, Ed.de Minuit.1981.
[8] I. Illich, Némésis médicale. Seuil, 1977.

Mais, également, ils renvoient à une idéologie sous-jacente, à des présupposés du soin, du soignant, du soigné, et, plus largement, de l'homme dans sa relation à ce qui le trouble, le gêne, le fait souffrir et à ce qui peut l'aider à le surmonter.

La dimension sociale

La dimension sociale de la relation de soin s'exprime par son inscription dans un système socio-technique qui subordonne le soin à des choix sociaux. La technique de soin n'est pas socialement neutre, en tant que technique du corps, de la personne et de la santé. Son développement n'est pas seulement déterminé par l'évolution des connaissances technologiques évoquée supra. Il s'inscrit dans une idéologie de type hédoniste fondée sur le culte de corps et la nécessité du soin.

Elle est la conséquence directe du caractère psychosocial de la maladie, considérée, depuis Hippocrate, comme la rupture de l'équilibre entre l'individu et son environnement.
Fait social, la maladie est également un fait socioculturel par les attitudes collectives qu'elle suscite et qui font de la relation de soin un mode expressif de l'idéologie dominante, l'inscrivent dans un système de régulation implicite des rapports entre des acteurs sociaux.
Ainsi, la relation soignant/soigné est-elle inscrite dans un cadre institutionnel qui attribue à chacun un statut et un rôle, le statut définissant la place dans le système (Linton), le rôle étant constitué par les comportements attendus en relation avec le statut.
Dans la situation duelle du soin, ce rôle induit chez l'autre un contre-rôle de type réactionnel : par exemple, un soignant qui conçoit son rôle sous la forme paternaliste peut provoquer chez le soigné un contre-rôle qui pourra aller de l'acceptation au refus, de la coopération à la mise en échec non seulement de la relation mais encore du traitement.
Si le soigné accepte et coopère, la conception du soignant se trouve renforcée. Tous deux entrent dans un système stabilisé où rôle et contre-rôle deviennent inconscients, où les comportements stéréotypés prennent la place des conduites personnelles.

Entre le soignant et le soigné les différences de statut font partie de « l'ordre des choses » au point qu'ils ne perçoivent plus l'influence qu'a cette différence sur le style de leur relation.
Si le soigné refuse et résiste, il s'ensuit un état de déséquilibre qui peut conduire à la rupture, à une prise de conscience génératrice d'évolution, ou, le plus souvent, à un compromis peu satisfaisant, car dominé par la frustration chez les deux protagonistes de la relation.
Le sociologue Talcott Parsons a analysé le comportement attendu du malade, dans notre type de Société, à partir de quatre traits caractéristiques [9] :

1- L'exemption des responsabilités
2- Le droit à l'aide
3- Le devoir de désirer guérir
4- Le devoir de coopérer aux soins.

Or, l'évolution socio-économique a conduit notre Société à se centrer sur le soin, à transformer le statut et le rôle du malade en mettant l'accent sur les derniers traits. Si les deux premiers subsistent, exprimant que la maladie est indésirable dans notre Société, ils acquièrent un caractère plus fortement conditionnel. Le quatrième constitue une véritable déontologie du soigné qui doit tout accepter du soignant, représentant de la Société globale. Ce devoir est exprimé tant au plan culturel (reprendre sa place dans le corps social) qu'à celui de l'économie (ne pas coûter trop cher).

Le statut et le rôle du soignant sont caractérisés par la compétence technique, l'attitude universaliste, la spécificité fonctionnelle, la neutralité affective et l'altruisme.
Ces traits caractéristiques de la position du soignant inscrivent la relation de soin dans un espace socioprofessionnel spécifique et implicitement régulé. Ainsi, la compétence technique instituée est nécessitée par l'incompétence du soigné. De même, l'attitude universaliste répond à la singularité des cas, la spécificité fonctionnelle délimite le domaine d'intervention sur le corps et dans la

[9] T. Parsons, Social structure and dynamic process : the case of modern medical practice, in The social system, Glencoe, Free Press, 1951, trad. In Elements pour une sociologie de l'action, Paris, Plon, 1955.

vie du soigné, la neutralité affective assure l'objectivité du soin. Enfin, l'altruisme protège le soigné, infériorisé par la maladie, contre toute atteinte à ses intérêts moraux et matériels.
Ce dernier trait fait apparaître la différence avec une relation entre un vendeur et un acquéreur, un prestataire de service et un client, dans laquelle ce dernier est supposé capable de contracter et de veiller à ses intérêts.
Depuis 1951, date de parution de cette analyse, l'évolution socio-économique évoquée supra a conduit à réduire la spécificité protégée de la relation de soin, à modifier le cadre social dans lequel elle s'inscrit.
Par contre, il demeure constant que la relation de soin est une expression des représentations et des contenus de pensée constitutifs d'une « idéologie de la Santé », légitimée et renforcée par le discours scientifique sur lequel s'appuie le soignant. Elle possède donc une dimension normative, référée à la valeur socio-culturelle et économique affectée à la maladie et au soin.
Elle prend place dans un système de valeurs affectées aux comportements. A ce titre, elle constitue un facteur important de la structuration et du maintien du système social.
Sa valeur est liée à son « utilité sociale », au sens des modèles économiques du XIXème siècle, en termes de gain et de coût, de rationalité et de maximisation, d'évaluation et de contrôle.
Le rôle du soignant peut y paraître ambigu dans la mesure où il doit reconnaître l'authenticité de la maladie, c'est-à-dire donner le statut de malade, puis le nier ou l'amputer pour des raisons extérieures à la maladie.

De ce point de vue, l'Institution hospitalière, établissement public à but non lucratif où on peut penser l'intérêt général, est un lieu particulier d'articulation et de tension entre les différentes dimensions de la relation de soin, psychologique, culturelle, socio-économique.
En particulier, l'évolution du système hospitalo-universitaire a conduit à parler de « triomphalisme hospitalier ».
On a pu observer la conjonction du pouvoir universitaire, né avec l'Université et l'organisation en corporation au XIIIème siècle, et du pouvoir médical, installé par le Consulat dans les hôpitaux.

L'hôpital public cesse, alors, d'être l'hospice, lieu de soin combinant bienfaisance et exclusion. Il devient lieu de soin, associant recherche et application du savoir. Les innovations, les avancées médicales en font le lieu emblématique de la toute puissance du progrès.
La généralisation de l'assurance-maladie l'ouvre à tous.
Le soigné n'y est plus l'assisté par charité ou l'exclu par précaution, il devient le patient, doté de droits par des dispositions réglementaires, devant coopérer au soin et faire confiance au savoir du soignant.
La charte du patient hospitalisé, annexée à la circulaire ministérielle n° 95-22 du 6 mai 1995 précise que : « Le malade, le blessé, la femme enceinte, accueillis en établissement de santé ou suivis en hospitalisation à domicile ainsi que la personne âgée hébergée sont des personnes avec des droits et des devoirs. »
Les soignants reçoivent une formation initiale et continue qui les sensibilise de plus en plus à l'importance de la dimension relationnelle du soin, en même temps qu'ils sont l'objet de pressions visant à améliorer la productivité de leur pratique.
L'évolution de la technologie médicale n'a pas eu pour seul effet de donner au médecin une place éminente, elle a introduit l'économique dans le soin par les notions de coût, de rentabilité des investissements publics. Ainsi, la loi de 1991 et les ordonnances d'avril 1996 développent la planification des équipements ainsi que les schémas d'organisation sanitaire.
L'évolution actuelle voit le poids croissant de la gestion financière, la dispersion du savoir hors des établissements publics, l'intervention de la Société civile dans les pratiques hospitalières (accréditation par exemple).
Elle voit la remise en cause de la toute puissance du soignant, de la lourdeur des contraintes médico-hospitalières, le recours aux instances qui disent le Droit et accordent réparation pour le dommage subi.
Ce recours n'est pas limité au soin hospitalier. Il s'inscrit dans le cadre juridique qui gouverne la relation entre le soignant et le soigné, et qui est de l'ordre de la loi et du contrat.
Ainsi, le soin, le soignant et le soigné se trouvent situés dans un cadre autre que celui de la relation interpersonnelle et ses

différentes dimensions.
Ce cadre est celui de l'obligation et de la responsabilité. Il n'est pas de l'ordre du constat, de l'analyse ou de la modélisation de ce qui est.
Il est constitué par l'ensemble des règles qui régissent l'activité de soin en tant qu'exercice professionnel.
A ce titre, il contient d'une part les obligations et responsabilités, parfois qualifiées de morales, édictées par les professionnels eux-mêmes dans le code de déontologie, d'autre part celles qui sont imposées par la loi, édictées dans les textes législatifs, soumises aux Codes de droit commun, Code civil et Code pénal, spécifiques de l'activité de soin, Code de santé publique.
Les premières relèvent d'instances disciplinaires, les secondes, d'instances de droit commun, civiles ou pénales, ou administratives.
L'originalité du cadre réglementaire médical réside dans le lien entre cadre déontologique et cadre juridique, l'Ordre des médecins étant chargé par la loi de veiller au respect du Décret portant code de déontologie médicale. Il en est de même pour le code de déontologie des sages-femmes et des chirurgiens-dentistes.

CHAPITRE II

OBLIGATIONS ET RESPONSABILITES

Le cadre déontologique

Théorie des devoirs et code de conduite

Une théorie des devoirs est nécessaire dès lors que des fonctions spécifiques, génératrices de droits particuliers, sont confiées à un groupe d'individus, une catégorie professionnelle. Elle répond donc à la nécessité de contrôler le pouvoir, parfois exorbitant,[11] donné à des professionnels, en l'équilibrant par les devoirs correspondants. Elle vise à la fois la protection individuelle et l'intérêt collectif en codifiant les actes et les comportements autorisés.

Chaque catégorie de soignant possède un code qui énonce les comportements attendus dans les relations avec les soignés, les confrères et la Société.

Ce code est à considérer soit comme l'énumération de règles impératives, dont la transgression expose à des sanctions, soit comme une proposition de principes à partager, de voeux à réaliser, ou d'objectifs à atteindre.

Dans cette seconde catégorie, le terme « éthique » est souvent rencontré comme un équivalent optatif de l'obligation déontologique.

---

[11] Par exemple, le professionnel du soin peut porter atteinte à l'intégrité de la personne, dans son corps ou sa personnalité.

Ainsi, « éthique » et « déontologie » médicales peuvent être considérés comme des signifiants référés au même signifié, l'un au versant de la loi morale, non écrite, l'autre à celui de la règle écrite.[12]
Pour L. René, cette morale n'est pas l'émanation d'une morale officielle imposée, mais l'expression de principes éthiques.[13]

La déontologie médicale.

La pratique médicale est régie par des règles propres depuis l'Antiquité, code d'Hammourabi, serment d'Hippocrate, serment d'Assaf. Cette réglementation spécifique est à relier d'une part à la reconnaissance de l'autonomie du médecin-soignant, d'autre part à la prise de conscience du caractère spécifique du soin, de la relation soignant/soigné, en tant que lieu de pouvoir, et donc de responsabilité particulière face au risque d'usage abusif, à la possible tentation de détournement à des fins inacceptables individuellement et collectivement.

Le terme de déontologie est apparu au siècle dernier, (J.Bentham, 1825), pour désigner une théorie générale des devoirs et des règles, conformes aux fondements de la morale générale, mais situés dans le cadre évolutif d'une pratique sociale.
La déontologie médicale française apparaît dans ce cadre-là, en liaison avec l'organisation de la profession médicale: depuis les « conseils de famille » (1890) jusqu'à l'Ordre des médecins (octobre 1940 à septembre 1945).
Elle y présente une conception du soin et de la relation soignant-soigné influencée par l'idéologie dominante du moment : nataliste, doloriste, paternaliste, personnaliste...
Rappelons les prises de position natalistes du Conseil de l'ordre contre la contraception et l'avortement, dans les années 50, sous l'influence de L. Portes, son président.
Evoquons le dolorisme, d'inspiration religieuse et appuyé par la loi

---

[12] R. Saury, L'éthique médicale et sa formulation juridique, Sauramps médical, Montpellier, 1991.
[13] 3ème Congrès international d'éthique médicale, Paris, Mars 1991.

de 1916.
C'est pourquoi, on peut observer une évolution considérable du Code de déontologie médicale, édicté par le pouvoir politique, après avis du Conseil d'Etat, depuis sa première parution au journal officiel, en 1947, jusqu'à sa quatrième version : décret n° 95-1000 du septembre 1995.
On comprend, également, les différences sensibles entre les Codes édictés par les Etats, au cours de leur évolution propre.

Les variations sur le thème de l'éthique médicale ont conduit à la proposition de Principes susceptibles d'harmoniser les exigences déontologiques des Etats :

- Code international d'éthique médicale, adopté par l'Association médicale mondiale (octobre 1983).
- Principes d'éthique médicale européenne. Conférence internationale des Ordres et des organismes d'attributions similaires (janvier 1987).

Les préoccupations déontologiques peuvent y prendre des formes différentes, moins contraignantes.
Ainsi, on observe dans la rédaction de la version internationale l'emploi systématique du verbe devoir à la forme future incitative, au lieu du présent grammatical autoritaire du Code national.
En effet, seul, le Code de déontologie s'impose, le non-respect de ses dispositions relevant de la juridiction disciplinaire de l'Ordre (article premier du Code de déontologie médicale, édition 1995).
La théorie des devoirs et les règles de conduite qu'il énonce dans ses 114 articles est impérative, même si elle est exposée à des remaniements.
Cette dernière édition du Code a été voulue plus complète, actualisée par l'intégration des lois sur la bioéthique et sur les expérimentations médicales (loi Huriet), adaptée aux modifications de la Société, plus centrée sur le « devoir d'humanisme des médecins vis-à-vis des patients » (condamnation explicite de l'acharnement thérapeutique).[14]
Par contre, elle est jugée « frileuse » sur certains points (affichage des honoraires, par exemple) par l'Union Nationale des Associa-

[14] O. Dubois, secrétaire général du Conseil national de l'Ordre des médecins, in Valeurs mutualistes, revue de la M.G.E.N. octobre 1995.

tions Familiales qui se situe en tant que représentant les usagers, consommateurs de soins.[15]
L'Ordre des médecins insiste sur le souci de ne pas considérer le soin comme une seule prestation de service, sur la nécessité d'exprimer le code sous la forme des devoirs du médecin qui sont la garantie des droits du malade.
C'est ainsi que le premier devoir du médecin envers le patient, (Titre II, article 32), est de donner le meilleur soin possible, « des soins consciencieux, dévoués et fondés sur les données acquises de la science... ».
De même, le médecin doit-il tenir compte de la personnalité du patient (article 35), lui assurer l'assistance morale et l'accompagnement jusqu'aux derniers moments (articles 37,38) dans une attitude prudente, respectueuse et protectrice (articles 43,44).
Il lui doit « une information loyale, claire et appropriée sur son état, les investigations et les soins qu'il lui propose. » (article 35)
Son consentement au soin « doit être recherché dans tous les cas ».
Le secret médical, « institué dans l'intérêt du patient », énonce l'article 4, couvre tout ce qui peut venir à la connaissance du médecin touchant le soin ou à son propos.
Il situe ainsi le soin dans un espace protégé.
L'intérêt du malade et la qualité des soins sont la référence constante des articles concernant les rapports entre médecins et avec les autres soignants, dans le respect de « l'indépendance professionnelle de ceux ci » et du « libre choix des patients ». (Article 68).
Cet intérêt demeure prédominant dans les différentes modalités d'exercice professionnel : les conditions de cet exercice ne doivent pas « compromettre la qualité des soins et des actes médicaux ou la sécurité des personnes » (article 71).
Notons toutefois que les nombreux articles des titres III et IV, relatifs aux rapports confraternels et aux modalités d'exercice, rappellent le souci d'assurer les conditions d'une « bonne concurrence » entre les médecins, à l'origine de la création des règles déontologiques.

[15] N. Brun, UNAF, in Valeurs mutualistes, op.cit.

De la même manière, l'ordre national des chirurgiens-dentistes est chargé de faire respecter les dispositions du code de déontologie dentaire édictées par le décret n°67-671 du 22 juillet 1967, modifié par les décrets du 16 juillet 191975, du 23 janvier 1981 et du 15 juin 19894.
Ces dispositions s'appliquent à tout chirurgien-dentiste exécutant un acte professionnel dans les conditions prévues à l'article L 365 I du code de la santé publique ou par une convention internationale, quelle que soit la forme d'exercice de la profession.
Le texte décline les différents devoirs envers le patient, les confrères et les membres des professions de santé, en matière de médecine sociale. Il énonce les règles d'exercice de la profession.
Dans son article 7, titre II, il rappelle les principes de l'exercice de l'art du soin dentaire :

- Libre choix du chirurgien-dentiste par le patient
- Liberté de prescription
- Entente directe entre le patient et le chirurgien-dentiste en matière d'honoraires et paiement direct.

Il en pose les limites : « sauf dans les cas où leur observation serait incompatible avec une prescription législative ou réglementaire, ou serait de nature à compromettre le fonctionnement rationnel et le développement normal des services ou institutions de médecine sociale. »

Les sage-femmes, du fait de leur appartenance au corps médical, sont soumises à un code de déontologie édicté dans les mêmes conditions, objet de remaniements successifs depuis le décret de septembre 1949 jusqu'à la dernière édition (décret n°91-779 du 8 août 1991).
Il y est traité des devoirs généraux (titre I, articles 1 à 24), des devoirs envers les patientes et les nouveau-nés (titre II, articles 25 à 38), des règles particulières aux différentes formes d'exercice (titre III, articles 39 à 53), des devoirs de confraternité (titre IV, articles 54 à 58), des devoirs vis-à-vis des membres des autres professions de santé et de dispositions diverses (titre V et VI, articles 59 à 69).
Les obligations déontologiques qu'il contient ont été précisées et

complétées par la circulaire du 29 juillet 1992, notamment en ce qui concerne l'obligation de formation, la responsabilité économique liée à la maîtrise des dépenses de santé et la capacité professionnelle (examen échographique et anesthésie loco-régionale).

Autres codes et règles

Lorsqu'on se réfère aux textes qui traitent de la déontologie des auxiliaires médicaux cités au livre IV du Code de Santé publique (infirmière, masseur-kinésithérapeute, pédicure, orthophoniste, orthoptiste, opticien lunetier, audioprothésiste et diététicienne), à ceux relatifs à la déontologie des psychologues, on est frappé par leur diversité concernant à la fois la forme et le cadre des obligations et devoirs professionnels.
Schématiquement, on peut les distinguer en :

- Code de déontologie, centré sur les devoirs envers les soignés et sur la qualité des soins donnés, fondé sur l'obligation morale, élaboré par les instances corporatives (association, syndicat), sans instance ordinale ni appui de la loi.
- Dispositions réglementaires ou conventionnelles qui fixent les règles de l'exercice professionnel ainsi que les relations avec les organismes de gestion des dépenses de Santé (Caisses Nationales), et qui font référence, de manière plus ou moins étendue et précise au caractère déontologique de l'acte de soin.

* Ainsi, les *soignants infirmiers* ne sont pas soumis à un code national ratifié par les pouvoirs publics. Néanmoins, leurs associations nationales et internationales se sont dotées d'un Code qui énonce les principes déontologiques appliqués aux soins infirmiers : code de l'infirmière, élaboré par le Conseil international des infirmières en 1953, révisé régulièrement (en 1965, 1973, 1989).
Ce texte, relativement court (moins de 400 mots), énonce les responsabilités essentielles du soignant infirmier (promouvoir la santé, prévenir la maladie, restaurer la santé et soulager la souffrance), et expose le contenu de son activité sur un mode descriptif et non impératif. Le verbe devoir n'y est pas utilisé. Il apparaît donc plutôt comme un code de conduite, un guide, que

comme une théorie des devoirs.[16]
Par contre, les règles professionnelles impératives sont fixées par un décret, (n° 93-221 du 16 février 1993), dont les dispositions sont organisées en titres distinguant les modes d'exercice et chapitres énonçant les différents types de devoirs : généraux (respect de la vie et de la personne humaine), envers les patients (respect de la dignité et de l'intimité du patient et de sa famille, secret professionnel, assistance...), envers les confrères.
Tout manquement à ces règles relève de la commission de discipline instituée par l'article L.482-1 du code de la santé publique.

* De même, les *kinésithérapeutes* se sont dotés d'un code de déontologie centré sur l'éthique professionnelle, section I (devoirs envers les patients, les autres soignants, qualité des soins), sur l'exercice professionnel, section II, dont la forme rédactionnelle est proche de celle du code médical.

* Les *orthophonistes* disposent seulement de la convention nationale d'octobre 1996, destinée à organiser leurs rapports avec les caisses d'assurance maladie. Cette convention, qui a pour objet la réglementation des actes ainsi que leur inscription dans une politique de régulation concertée de l'évolution des dépenses, pose, dans son article 8, un cadre déontologique à la fois vague et limité : «Les orthophonistes placés sous le régime de la présente convention, s'engagent à respecter les dispositions législatives et réglementaires relatives à l'exercice de leur profession et à maintenir leur activité dans des limites telles que les malades bénéficient de soins suivis, consciencieux, éclairés, attentifs et prudents, conformes aux données actuelles de la science. »

* La Société française de Psychologie a édicté, en 1961, un *Code de Déontologie des psychologues,* réactualisé en 1987 par

---

[16] Le Code de déontologie de l'Association des infirmières et infirmiers du Canada se situe dans le cadre d'un modèle de collaboration, de partage des devoirs: « L'infirmière doit prendre part à l'évaluation, à la planification, à la mise en oeuvre et à la vérification de programmes de soins complets conçus pour des clients particuliers ou pour des groupes de clients.»

l'Association Nationale des Organisations de Psychologues, qui se veut une garantie pour l'usager de soins ou de prestations, patient et/ou client, qui fait devoir du respect de la dignité de la personne et du secret professionnel (dans le cadre de la loi du 6.1.78 relative à l'informatique, aux fichiers et aux libertés).
On peut lire dans son préambule : « Le respect de la personne humaine dans sa dimension psychique est un droit inaliénable. Sa reconnaissance fonde l'action des psychologues. » Cette action est fondée sur sept principes généraux : le respect des droits de la personne, la compétence, la responsabilité, la probité, la qualité scientifique, le respect du but assigné et l'indépendance professionnelle.
Il y est traité de la recherche sur l'homme et l'animal, à accorder aux exigences du Comité d'Ethique et aux règlements afférents.
Ce Code déborde du cadre du soin envisagé ici dans la mesure où il s'applique à toutes les activités du psychologue, engagé dans la pratique du soin, mais aussi dans les pratiques sociales dites de gestion des ressources humaines: sélection, orientation et adaptation de l'homme au travail.
Au-delà de la protection de l'intérêt de l'usager, il donne à la profession les références déontologiques nécessaires à son unité et à son développement.
Concernant spécifiquement la relation de soin, la déontologie psychothérapeutique, mais également psychiatrique, apparaît à la fois comme une nécessité et une difficulté particulière, dans la mesure où le soignant est impliqué dans une relation fondée sur la confiance, avant même de l'être sur le transfert, en même temps qu'il est le représentant de la Société, au risque d'être perçu dans un rôle « d'agent répressif d'une Société policière » (Laing).

Chartes et recommandations

Théorie des devoirs et codes de conduite des soignants sont complétés par toute une série de chartes, déclarations et résolutions proposées au nom et au bénéfice du soigné :

- Charte européenne du malade usager de l'hôpital (Luxembourg, 1979).
- Recommandations de l'Association internationale de

pédiatrie (Paris, 1982).

- Charte de l'enfant hospitalisé (1988).

- Déclarations sur le droit du patient (Association médicale mondiale. Bali, 1995).

- Charte du patient hospitalisé, annexée à la circulaire n°95-22 du 6 mai 1995.

Ces différents textes n'ont pas le même statut réglementaire et juridique. Ils n'ont souvent qu'un caractère optatif peu contraignant.

Tous les éléments qu'ils contiennent, ainsi que ceux constitutifs de la déontologie des soignants, médecins et paramédicaux, actualisés dans le Code en vigueur, devoir d'information conduisant au consentement éclairé du patient, devoir de respect de sa vie, de sa personne et de sa dignité, de sa liberté, devoir de formation du soignant, de refus de détournement des savoirs et des techniques à d'autres fins que le soin, de confraternité..., nous font rencontrer de la même manière la nécessité d'un cadre déontologique garant de la sécurité de chacun.

Ils donnent une indication, plus ou moins forte, sur les comportements nécessaires pour l'assurer.

A ce titre, ils permettent une première autorégulation de la pratique du soin à l'intérieur du cadre professionnel.

Il est intéressant d'observer l'apparition et le développement de chartes et codes de déontologie dans le secteur économique de la production et du commerce.

Des entreprises, (Alcatel, Lyonnaise des eaux, par exemple), des branches professionnelles, travaux publics, marketing direct, notamment, publient ce type de document pour signifier leurs préoccupations morales, dire leur souci éthique de l'environnement en tant que lieu de l'homme.

On peut y voir une utilisation extensive de l'obligation déontologique définie dans le secteur de la santé. L'exploitation commerciale de ce type de document pose problème dans la mesure où la déontologie exprime une obligation inscrite dans une pratique effective et non dans la présentation d'une image vertueuse, redorée pour avoir été, parfois, passablement ternie.

Le cadre juridique

Ce cadre est, avons-nous dit supra, de l'ordre de la loi et du contrat. C'est dire qu'il est constitué d'une part de l'appareil législatif et des dispositions réglementaires qui en découlent, d'autre part de la définition juridique de la relation de soin et du colloque singulier dans lequel elle s'établit.
Ainsi, la relation de soin se trouve-t-elle inscrite dans un système de régulation sociale explicite, objet de débat, avant de s'imposer à chacun.

Aspects législatifs et réglementaires

Ils sont constitués par les lois et règlements de la République, publiés au Journal Officiel.
On peut citer :

- la loi du 26 juillet 1985 qui reconnaît et protège la profession de psychologue.
- les décrets cités supra :
  - portant code de déontologie médicale, code de déontologie des chirurgiens-dentistes, des sages-femmes.
  - relatif aux règles professionnelles des infirmiers et infirmières.
- les circulaires relatives à l'hospitalisation des enfants, des adolescents, aux soins et à l'accompagnement des malades en phase terminale, au dépistage du virus HIV.

Concernant les problèmes posés par la dimension éthique du soin, l'appareil législatif est doté, depuis juillet 1994, des lois dites bioéthique relatives à la protection des personnes et au respect du corps humain, réparties dans le Code civil, le Code de la santé publique et la Loi Informatique et Libertés.
Ces textes avaient été précédés par les lois du 20 décembre 1988 (expérimentation sur l'homme[17]) et du 13 juillet 1992 (contrôle de l'utilisation et de la dissémination des organismes génétiquement

[17] Loi dite Loi Huriet-Sérusclat. Seule, l'interruption volontaire de la grossesse faisait l'objet d'un texte de loi (n° 75-17 du 17 janvier 1975).

modifiés).

Le développement de cet appareil suscite de nombreuses questions concernant la place du législateur dans le champ du soin et de sa pratique.

On comprend la nécessité de règles juridiques nouvelles dès lors que se pose la question des conditions de mise en oeuvre d'une technique inconnue jusqu'ici et qui remet en cause les règles existantes. Ainsi, les techniques de procréation médicalement assistée qui touchent les règles de la paternité et de la filiation inchangées depuis la promulgation du Code civil en 1804.
Par contre, pour le Comité consultatif national d'éthique et son porte-parole Axel Kahn, Code civil et Code de la santé publique suffisent, en France, à s'opposer aux techniques de clonage humain.

Parfois, cette place est autre. La loi n° 95-116 du 4 février 1995 énonce, dans ses articles 31 et 32, la reconnaissance de la prise en charge de la douleur. Est-ce à dire que ce que la technique professionnelle permet, ce dont le code de Déontologie fait devoir, a besoin de l'appui de la loi ?
N'est-il pas étonnant qu'un texte réglementaire soit nécessaire pour énoncer que toute personne soignée est une personne, que toute douleur est à reconnaître et à traiter ?
Faut-il légiférer sur tout, ou laisser faire en confiant à la jurisprudence le soin de régler les litiges et les conflits générés par une pratique habituelle, conçue différemment, ou par les données nouvelles introduites par les innovations en matière de techniques de soin ?
Les réponses varient selon les pays, leur sensibilité culturelle, le poids de leur histoire.[18]
On peut penser aux difficultés de la jurisprudence, parfois contradictoire selon les tribunaux, affirmer la nécessité d'adapter l'appareil législatif à l'évolution des techno-sciences et des mentalités.
On peut préférer une attitude pragmatique et empirique, laissant le

[18] Penser à l'Allemagne post-hithlérienne ou à l'Espagne post-franquiste.

soignant à sa conscience.
Dans la seconde partie de son rapport public 1998, le Conseil d'Etat, juridiction suprême dans l'ordre administratif, expose sa réflexion sur le droit de la santé, et observe, notamment, la difficulté de la relation soignant-soigné prise entre des règles juridiques, parfois trop générales, et un pragmatisme excessif.[19]

Aspects juridiques de la relation de soin : le contrat

Parler de contrat, à propos du soin, c'est le fonder sur la définition juridique: « Une convention par laquelle une ou plusieurs personnes s'obligent envers une ou plusieurs personnes à donner, à faire ou à ne pas faire quelque chose ». (Article 1101 du Code Civil).
Cette obligation n'est pas, ici, d'ordre déontologique, elle n'est pas adossée à des principes moraux ou éthiques. Comme l'exprime l'adage : « Le contrat fait la loi des parties ».
Depuis l'arrêt Mercier du 20 mai 1936, la relation médecin-malade est considérée comme une relation contractuelle. Le contrat de soin est un contrat comme un autre.
A ce titre, il est doté de quatre caractères :

1°- la dimension personnelle, « intuitu personae », selon l'expression juridique.

2°- l'engagement réciproque, celui de donner les soins les meilleurs possibles pour le médecin, celui de les accepter et de les rémunérer pour le soigné.

3°- le caractère onéreux qui le distingue du « contrat de bienfaisance ».

4°- l'appartenance au domaine civil et non commercial, le corps humain étant hors du commerce.

Mais, également, parler de contrat, à propos du soin, c'est poser la question de sa validité qui repose sur quatre éléments :

1°- la cause, la raison pour laquelle le contrat existe, c'est-à-dire, ici, d'une part l'état de santé du patient, générateur de sa

[19] Conseil d'Etat, Rapport public 1998, Réflexions sur le droit de la santé, Etudes et documents, n°49, La Documentation française.

demande (sauf cas d'urgence), d'autre part le soin et l'assistance apportés par le médecin, en réponse à la quête du malade et dans son intérêt exclusif.

2°- l'objet, constitué par le soin, donné par l'un, reçu par l'autre.

- Pour le soignant, la validité repose sur le respect de ses obligations de soins « non pas quelconques mais consciencieux, attentifs et conformes aux données acquises de la science » (arrêt de la Cour de Paris, 22 mai 1936). Elle relève, également, du secret professionnel qui couvre tous les éléments du soin et de son contexte (article 378 du code pénal).

Seules, peuvent intervenir des restrictions déontologiques (incompétence, art. 17, risque excessif, art. 18, manque d'intérêt pour le soigné, art. 19), ou conventionnelles (rapport coût/efficacité, art. 5 convention 1980).

Le développement des techniques de soin est, ici, générateur de difficultés dont rendent compte les décisions des tribunaux, diverses et évolutives en l'absence de textes législatifs spécifiques Ainsi, ce progrès s'accompagne d'une augmentation des risques, à l'origine d'une perte de chance pour le soigné, d'un accroissement de l'aléa thérapeutique qui impose au soignant un surcroît de précautions. Le soignant se trouve dans l'obligation d'utiliser une technique à la fois actuelle et suffisamment éprouvée.

Certains souhaitent l'introduction d'une obligation de sécurité de résultat, accessoire au contrat de soin, qui obligerait le médecin à réparer les dommages accidentels, sans lien avec l'état initial du patient et sans faute. (TGI.Paris. 30 juin 1997)

Mais, alors, le contrat de soin serait le seul assorti de cette obligation alors qu'il est le seul dont l'objet implique des risques indéniables et aléatoires.[20]

On perçoit également une des conséquences du progrès technique : la désacralisation du soin qui rend inacceptable tout dommage corporel ou psychique.

- Pour le soigné, la validité est liée au respect de ses obligations d'acceptation de la prescription et de paiement de l'acte de soin. La première condition donne lieu à exceptions légales, dans les cas

---

[20] L'information médico-juridique. N° 2. Janvier 1998.

de malades internés, d'alcooliques dangereux, de porteurs de maladies vénériennes et de toxicomanes. Les soins à donner aux mineurs peuvent en relever.

3°- Le consentement des deux parties. Le médecin ne peut invalider le contrat par non consentement aux soins que dans des circonstances très précises susceptibles de justifier l'abstention d'assistance.

Le malade doit pouvoir donner un consentement « libre », sans pression ni violence, (art. 1122 du code civil), et « éclairé », par une information dont les tribunaux tendent à demander une trace matérielle (arrêt Cousin du 25 février 1997, cour de Cassation).

4°- La capacité de contracter. Requise pour les deux parties, elle est de nature juridique, et pour le soignant, également d'ordre professionnel (possession de diplôme et champ de compétence).

Le cadre juridique articule donc le Droit et les droits, en inscrivant les second, propres à chacun, soignant et soigné, dans le champ universel de compétence du premier, hors de la subordination aux aléas de la relation psychologique ou à la seule obligation déontologique.

L'appel aux tribunaux qui disent le Droit est assez fréquent pour démontrer l'insuffisance de telles subordinations. En même temps, il fait apparaître, parfois, difficultés et malentendus : la confusion entre libertés et droits, entre droit aux soins et droit à la santé, le droit à l'enfant entendu comme droit à un bien devant être conforme aux prévisions, sinon aux promesses, du soignant...

Le cadre éthique

Ces différents cadres, thérapeutique, déontologique et juridique, déterminent et régulent des comportements, définissent la relation de soin à partir de ce qui est, de ce qui doit être, fixent les règles et les sanctions.

La mise en évidence et la maîtrise des différents paramètres, l'édiction d'un code des devoirs, la promulgation de textes législatifs et réglementaires devraient suffire à assurer la

réalisation du soin donné dans les meilleures conditions.
Elles peuvent apparaître comme couvrant l'ensemble du champ du soin, gouvernant aussi bien la relation entre soignant et soigné que le contenu technique du soin.
Or, on observe qu'à l'analyse des éléments de ce champ et à la production de mesures et de procédures susceptibles de l'améliorer, s'ajoute l'appel croissant à l'éthique, de forme réflexive et partagée ou, de plus en plus fréquemment, de type normatif et dirigé.

Ainsi, nous avons vu les caractéristiques sociales du cadre thérapeutique introduire la notion de norme et de valeur dans la conception de la maladie et du soin.
L'appel à l'éthique peut être utilisé pour rappeler la prégnance de la dimension sociétale sur celle des intérêts individuels des soignants comme des soignés. C'est pourquoi il est énoncé en termes de responsabilité et de devoir, dans un discours essentiellement socio-économique ou moral qui a pour objet d'échapper aux considérations psychologiques individuelles, se situant soit au pôle de la rationalité et de l'objectivité économique, soit à celui d'une téléologie utilitariste (J.S.Mill) ou contextualiste (B.Williams).
La référence éthique est évoquée par tous dans les discussions qui accompagnent la préparation des conventions organisant les rapports entre les caisses d'assurance maladie, les mutuelles et les professionnels de la santé.
Les premières s'appuient sur l'intérêt général, sur la conviction que les professionnels de la santé accomplissent une mission d'intérêt général et public, quel que soit leur statut, libéral ou salarié. Pour elles, le colloque singulier entre soignant et soigné s'inscrit dans un cadre d'action sanitaire collective, par le fait de la prise en charge financière du soin par un système de protection sociale, et non dans celui, seul, d'une relation individuelle.
Les professionnels opposent l'intérêt du soigné, redoutent que la médiation collective des institutions de gestion comptable des dépenses ne réduise le soin à la prescription et à son coût, en ignorant les enjeux véritables du soin à la fois pour l'individu et pour la collectivité (par exemple, par le refus de prendre en compte

les soins de prévention).

De même, cadres déontologique et juridique ne suffisent pas toujours à éviter ou interdire des pratiques inacceptables en matière de recherche et de soin.
C'est le cas s'agissant des transgressions collectives de groupes et d'Etats, au nom d'une idéologie d'exclusion et de domination. Nous avons évoqué la légitimité historique de la bioéthique dans ces expériences tragiques jugées par le tribunal de Nuremberg. Le texte qui en a résulté a introduit le concept d'une humanité possédant des droits, a permis la naissance de la notion juridique de « crime contre l'humanité », hélas toujours d'actualité.
Cela pourrait être le cas, s'agissant de transgressions d'individus ou d'équipes, au nom d'une idéologie du savoir et du progrès scientifique, du pouvoir technologique (expérimentation sur les plus faibles, par exemple).
Ces expériences, et plus encore, peut-être, ces risques ont conduit à la mise en place de comités et d'instances qui pointent des enjeux, proposent des références, tentent de contenir ce progrès et ce pouvoir dans les limites d'un faire acceptable pour la conscience des hommes actuels.
« Contenir », « limites », ces termes indiquent bien que l'appel à ces instances dites éthiques est de l'ordre de la demande de cadre, de contenant, nécessitée par la remise en cause des contenants habituels, techniques, déontologiques, juridiques.
La notion de valeur y est évocable, non au titre de la motivation individuelle, altruiste notamment, ni à celui du fonctionnement collectif, utilitariste par exemple, mais référée à l'idéologie du groupe concernant et sa visée et ses pratiques.

On peut repérer une triple évolution dans la mise en place de ces comités et instances :

1- De la prise de conscience de la dimension éthique des problèmes soulevés par les nouvelles techniques (années 60), à l'analyse et la réflexion (années 70), jusqu'à la création des comités d'éthique (années 80) par les Etats qui légifèrent en la matière.

2- Des comités de spécialistes (médecins, biologistes,

scientifiques) chargés d'examiner les projets d'expérimentation et d'article aux comités généralistes, accueillant philosophes, juristes, religieux..., qui, à partir de 1983, ont été chargés de réfléchir et de faire des propositions au niveau des Etats.

Sonia Lebris, auteur d'un rapport sur les instances nationales d'éthique, observe deux tendances[21] :

- la mise en place d'un comité national, indépendant, spécifique et permanent, interrogé sur les implications éthiques, sociales et légales des progrès de la Médecine. (Danemark, Finlande, France, Italie, Luxembourg, Malte, Norvège, Pays-Bas, Portugal et Suède).

- Le choix d'instances nationales créées *ad tempus* pour étudier un problème spécifique posé par une nouveauté dans le champ scientifique et technique. Ces instances sont constituées par des organismes scientifiques et médicaux (Belgique, Canada, Chypre, Etats-Unis, Finlande, République fédérale d'Allemagne, Roumanie, Royaume-Uni[22], Suisse, Turquie), juridiques et sociaux (Canada).

Dans tous les cas, ces différentes structures n'ont qu'un rôle consultatif.

Ainsi, le Comité consultatif national d'éthique français ne se substitue pas aux instances qui gèrent les règles professionnelles, à celles qui produisent ou disent le droit. Le décret du 23 février 1983 le chargeait de donner son avis sur les problèmes moraux posés par la recherche médicale, biologique. Par la loi du 29 juillet 1994 (l'une des trois lois dites « de bioéthique »), dans son article 23, il lui est demandé de publier des recommandations à propos des problèmes éthiques soulevés dans ces mêmes domaines. Il est une instance de débat et de réflexion à partir des questions qui lui sont soumises ou qu'il se pose.

Ces questions ne concernent pas la pratique quotidienne du soin, laissée à la déontologie dont se réclame chaque soignant et qui relève d'un code et de recommandations jugés suffisants.

---

[21] S. Lebris. Les instances nationales d'éthique. Editions du Conseil de l'Europe. 1993.

[22] Ainsi,pour la Grande-Bretagne, la Commission consultative de génétique humaine a proposé un moratoire de deux ans pour les tests génétiques, refusé par les compagnies d'assurance.

3- Des instances nationales aux instances internationales :

- En 1991, La Communauté européenne a confié à un groupe de conseillers la tâche d'émettre des avis sur l'éthique de la biotechnologie.

- Le Conseil de l'Europe a créé un Comité directeur pour la bioéthique (CDBI), dirigé, actuellement par Jean Michaud, vice-président du Comité consultatif national d'éthique français. La convention « sur les droits de l'homme et la biomédecine » a été signée par 21 Etats. (Oviedo. Avril 1997). Elle constitue le premier texte juridique contraignant adopté au niveau international dans un but de protection de la personne contre les abus en matière de biotechnologie.

- L'Unesco s'est doté, en 1992, du Comité international de bioéthique (CIB), chargé de proposer un instrument international de protection du génome humain. Ce texte (octobre 1997), appuyé sur la déclaration universelle des droits de l'homme (décembre 1948), considère le génome comme le patrimoine commun de l'humanité, préconise des mesures d'encadrement des recherches, se réfère aux obligations et aux droits des chercheurs, aux droits et responsabilités concernant les populations exposées, pose le problème de la diffusion du savoir entre les pays situés à des niveaux différents de développement. Il ne traite pas la question de la brevetabilité du génome humain, mais pose celle du support de l'identité d'un homme et des voies à suivre ou à s'interdire pour le soigner.

A l'opposé de cet élargissement à la fois géographique et relatif à la problématique étudiée, la création de comités d'éthique à l'intérieur des établissements hospitaliers permet d'établir un lien entre les principes généraux, les recommandations, les décisions collectives et les cas d'espèce rencontrés dans la pratique du soin, dans la confrontation aux demandes des soignés, aux interrogations des soignants.

Dans ce même cadre de l'éthique hospitalière, on peut citer la fonction de conciliateur instituée par la circulaire de février 1989 de l'AP-HP (Assistance Publique des Hôpitaux de Paris).

Son rôle est, certes, de contribuer à dissiper les différends survenus à l'occasion de soins entre soignants et soignés, et, ainsi, d'éviter de les porter devant les instances juridiques, mais il s'inscrit dans une démarche d'écoute plus que d'arbitrage, de partage et de réflexion dans le but d'améliorer le soin et la relation avec le soigné, dont la dimension éthique ne peut être absente.

Les comités d'éthique, créés par la loi, peuvent apparaître comme produisant des avis dotés d'une valeur légale. La « récupération » de ces avis dans le cadre du débat juridique concernant le contrat de soin risquerait d'évacuer la dimension déontologique portée par le code professionnel, de situer l'éthique dans un cadre normatif supplémentaire censé combler les vides déontologiques ou juridiques. On comprend que l'implication du soignant dans une réflexion sur le soin, son sens et sa finalité, sur la relation singulière au soigné en tant que personne concrète, serait sérieusement limitée.

Ainsi, le soin s'inscrit-il dans différents cadres qui le situent dans une pratique sociale régulée dont nous avons dit la visée homéostasique à la fois pour la personne et pour le groupe social.

Nous avons distingué les différents types de régulations, implicites ou explicites, optatives ou impératives, concernant cette pratique dans le concret de la rencontre d'un soignant et d'un soigné, l'adossant à des fondements et des principes dont la transgression, toujours possible, individuellement ou collectivement, montre à la fois la fragilité et la nécessité.

Les cadres décrits supra permettent de définir l'acte de soin, de le situer dans des systèmes d'organisation et de régulation des comportements. Ils inscrivent le soignant et le soigné dans une relation fondée sur le rôle, la fonction et l'obligation présentée dans ses diverses déclinaisons, déontologique, juridique, référée, parfois, à des principes qualifiés d'éthiques.

Ces différents cadres constituent un contenant qui donne au soin, divers dans sa forme et son contenu, son unité et sa cohérence. Leur articulation lui apporte à la fois l'appui et le recours nécessaires dès lors que naissent difficultés, doutes, débats quant à

sa nécessité, sa mise en oeuvre ou ses conséquences.
Ils montrent combien le soin et la relation qu'il instaure sont objets d'attention, de précaution, sujets de discussion, facteurs de tension entre les hommes.
C'est cette importance qui nous impose de donner à tout comportement de soignant, tout acte de soin, du plus apparemment banal au plus manifestement extraordinaire sa pleine et entière dimension, non réductible à une prescription, à un acte ou un geste figé dans une nomenclature de comptable.
C'est elle qui rend nécessaire de dépasser le niveau du cadre de la relation psychosociologique, de l'obligation déontologique, du contrat juridique et de la promulgation législative, de considérer l'homme autrement que comme un acteur social constitué de l'extérieur par des gestes et un discours appris.

N'est-ce-pas cette même nécessité qui, dans la pratique clinique, nous confronte à l'impossibilité de s'exonérer de la dimension intersubjective de la relation de soin, dès lors qu'on considère soma et psyché pris solidairement, dans l'unité de la personne accueillie en tant que sujet, dès lors que ce sujet n'est possible que dans une parole provoquée par la parole d'un autre ?[23]

[23] J.F. Malherbe. Pour une éthique de la médecine. Ed. Ciaco. 1990.

PARTIE II

LE DEPLACEMENT SYMBOLIQUE. LE SENS.

CHAPITRE III

CADRE, CODE ET CLINIQUE

Nous avons défini le cadre du soin comme contenant formant limite et donnant unité à son contenu.
A ce titre, sa fonction est double :

- d'une part, en tant que contenant, il donne des informations supplémentaires sur les situations rencontrées, dans ce qu'elles contiennent d'implicite. De ce point de vue, le cadre est à rapprocher du *frame* anglais (M. Minsky, 1975), utilisé dans les problèmes de reconnaissance. Ces informations permettent l'interprétation de la situation actuelle et l'anticipation de la suite. Ainsi, soignant et soigné savent-ils, même sans le dire, reconnaître les éléments spécifiques de la situation de soin. Des informations supplémentaires spécifiques sont attachées à chaque type de cadre, thérapeutique, déontologique, juridique, éthique, organisées entre elles dans un réseau sémantique.

- d'autre part, il unifie les données en les catégorisant. Cette catégorisation a pour effet d'en réduire la contingence et, donc, d'accroître la prévisibilité. Il est, alors, proche du *schéma* considéré comme « une structure cognitive qui spécifie les propriétés générales d'un objet ou d'un événement, et abandonne tout aspect spécifique ou contingent. »[1]

Ainsi, au plan personnel ou interindividuel, la relation de soin est-elle préparée, sous-tendue, par un ensemble d'éléments

[1] R. Doron F. Parot, Dictionnaire de Psychologie, Puf, 1991.

implicites qui la structurent, la complètent et contribuent à organiser les comportements qu'elle induit.

Nous avons vu, également, que ce qui caractérise le cadre thérapeutique, c'est que, au-delà de l'arbitraire psychologique personnel, les comportements qu'il induit ne sont pas uniquement déterminés par l'implicite contextuel.
Ils sont explicitement référés à un système conventionnel, variable dans sa forme et sa capacité contraignante, selon son statut et les mécanismes de mise en oeuvre. Les différents codes énoncent les règles du soin en tant qu'institution (déontologie), le gouvernent en tant qu'activité spécifique (santé publique) ou sociale (droit commun).

Les relations entre les différents types de cadre et de code font du soin une activité complexe dans laquelle les enjeux et les effets imposent la mise en place de systèmes régulateurs, évolutifs dans la forme et les mécanismes, mais constants dans l'objectif : cadre thérapeutique implicitement convenu, codes et lois explicitement édictés ont pour objet d'organiser et de réguler la relation de soin de façon à permettre que la demande soit satisfaite au mieux de l'intérêt de tous : le soigné (et son entourage), le soignant (et ses confrères), le système social dans lequel elle s'inscrit.
La non-satisfaction est considérée comme renvoyant à l'absence ou l'insuffisance de la demande du soigné, à son attitude négative à l'égard du soin, à la non compétence professionnelle, en termes de moyens, du soignant, aux caractéristiques du trouble, non curable, de la situation, exceptionnelle.
Les tribunaux ont à trancher entre ces causes, parfois difficilement, comme en témoigne la jurisprudence.

Or, l'expérience clinique montre qu'il arrive que la demande échoue, en dépit du respect, par tous, des règles implicites et explicites, que la réponse soit mise en échec sans disqualification du soignant, du soigné ou de la relation, sans que l'aléa thérapeutique, devenu de plus en plus insupportable, soit évocable pour donner lieu à indemnisation.
La qualité des soins pratiqués, la prudence observée et les précautions prises par le soignant ne conduisent pas toujours à la

satisfaction espérée. L'organisation optimale de la relation ne suffit pas.
L'origine et la nature des difficultés et des échecs sont, peut-être, à rechercher ailleurs.

- On peut les relier au modèle de la relation sous-jacent au cadre thérapeutique et déontologique mis en place.

Ainsi, le caractère asymétrique, évoqué supra, peut être renforcé par les éléments de distanciation entre soignant et soigné tels que le groupe sociologique d'appartenance, la classe sociale, l'âge, le sexe...
L'empathie évoquée pour fonder le lien qui les rapproche peut être insuffisante, voire inexistante, sans pour autant qu'il y ait faute de l'un ou de l'autre.

L'attitude du soignant est souvent sous l'influence de l'idéologie du soin héritée de la morale kantienne, fondée sur l'intention et non sur le contenu de l'acte thérapeutique. Le malade n'est présent que dans le projet du soignant, certes oblatif et justifié, mais non dans sa réalité de sujet souffrant, peut-être résistant. Sa résistance fait échec au soin pour lui permettre de continuer de se dire sujet plus que pour disqualifier le soignant dans son projet ou dans sa personne.

Cette distance risque d'être aggravée par le parti-pris de « paternalisme », très présent dans le Code, sous la forme, par exemple, des « raisons légitimes » que le praticien « apprécie en conscience », (article 35), du « discernement », de « l'estimation » de l'intérêt du patient (articles 43, 44) ...
Ce parti-pris peut être renforcé par les demandes propres du soigné qui renonce à son autonomie, appelle une prise en charge totale de type parental.
Au-delà de l'enjeu relationnel lié à la position de chacun, il est le reflet de l'attitude du groupe social à l'égard du malade, infériorisé, défaillant et devant se confier au professionnel du soin qui agit pour le bien de tous, individu et collectivité.

Cependant, partagé ou non, généré par la rencontre et/ou par la culture, il a des conséquences :

1- Il conduit le soignant à prendre la place de l'Autre, dans le choix, la décision à tous les moments du soin. Le consentement

aux soins, la liberté du malade sont alors d'ordre purement formel, sans réalité dans la pratique.
Il donne, ainsi, au soignant une autorité morale qui sort du cadre de sa compétence professionnelle.

2- Il introduit une contradiction entre l'intention du soignant et sa pratique, entre son discours et son savoir. Il met du mensonge, parfois dit « pieux », dans la relation au soigné, notamment devant la maladie grave, la souffrance ou l'approche de la mort.

3- Il induit et renforce la dépendance du soigné, ce qui rend nécessaire et légitime sa prise en charge, et, à la fois, augmente le poids de la responsabilité du soignant en lui donnant tout pouvoir. En faisant du savoir non partagé l'appui du pouvoir, le paternalisme expose à une inégalité coûteuse pour tous et génératrice de conflit en cas de difficulté.

A l'opposé de ce modèle, ancien, qualifié de « latin » pour montrer ses fondements socio-politiques et le référer à la représentation du pouvoir dans notre Société, on trouve le modèle dit « anglo-saxon », dans lequel la symétrie de la relation est recherchée et renforcée, dans un parti-pris de « personnalisme».
C'est ainsi qu'aux Etats Unis, la relation de soin a tendance à être organisée sur le mode du contrat, dans lequel chaque partie est responsable d'intérêts contradictoires.
Un tel modèle peut avoir deux types d'effets :

1- Il situe la relation dans un cadre qui la met hors du temps, à la manière du contrat juridique, c'est-à-dire hors de l'histoire singulière des individus concernés.
Or, le contrat de soin, implicite mais conscient, ne repose que sur l'échange initié à partir d'un événement survenu, à un moment particulier de l'histoire d'un homme, générateur d'une plainte et d'une demande posées dans le temps d'une rencontre.
Le hic et nunc de cette rencontre n'en efface pas la dimension historique, comme le montre la place de l'anamnèse dans l'examen clinique, celle du récit dans la suite des soins, dans leur déroulement prévu ou problématique, dans les éventuels prolongements conflictuels.
La contractualisation n'évacue pas cette dimension. La relation de

soin sera toujours de l'ordre de l'histoire et du récit, séparant un « avant » et un « après ».
De ce point de vue le corps, le soin, la maladie, la santé, ne peuvent être considérés comme des objets, matériels ou conceptuels, car ils ont une histoire. Plus encore, ils sont la matière même de cette histoire.

2- Il inscrit le soin au registre de l'avoir : le corps que le patient possède, comme un bien, dont il est propriétaire, la santé physique et mentale pour laquelle il demande les soins qu'il juge bons (demandant, parfois, ensuite, à la Justice de se prononcer sur l'état du bien qui en résulte). Dans ce registre, l'attente du soigné vise la réussite du soin, c'est-à-dire sa technicité et sa sécurité. Pour le soignant, elle introduit une exigence de résultat susceptible de modifier son comportement et d'être à l'origine du développement d'un concept nouveau : « le principe de précaution » [2]
Ce principe s'ajouterait-il à celui de la clause de conscience dans le code de déontologie pour autoriser l'abstention de soin ?
Une fois le soin donné, en cas de litige, le rappel de l'autonomie du soigné explicite sa responsabilité et le charge d'une culpabilité liée au traitement qui s'ajoute à celle associée à l'origine de la maladie.

La déontologie actuelle se trouve prise dans cette dualité des modèles, tente d'intégrer dans une théorie des devoirs et un code de conduite autonomie et universalité, contractualisation et temporalité.
La version en cours du code de déontologie médicale sensibilise les médecins à la participation des malades à leur prise en charge, insiste sur l'information et le consentement du malade, condamne l'acharnement thérapeutique. Cependant, elle reste centrée sur le médecin, responsable de l'acte de soin, non dans l'omniscience mais en conscience, à distinguer de la « bonne conscience » que donnerait aussi bien la satisfaction de dispenser des soins attentifs et « consciencieux » que la préoccupation de traiter le malade comme un égal.

---

[2] B. Glorion. Editorial du Bulletin de l'Ordre des Médecins. N°4. Avril 1997.

- On peut s'interroger sur les déterminants mêmes de la relation de soin :
  - le trouble qui la génère,
  - la personne qui la suscite par sa demande.

Ce trouble est qualifié de maladie par l'investigation du soignant, en réponse à la question du patient, consultant : « qu'est-ce que j'ai ? »
Dans le discours du soignant cette qualification le dote de trois caractères : l'objectivité, la causalité mécanique et la négativité.

- Objectivité et causalité mécanique rendent le trouble compréhensible en tant que phénomène produit par une cause, possédant des caractéristiques et produisant, à son tour des effets.
Le chercheur, dans son laboratoire, grâce à ses expériences et ses essais, est le garant de la fiabilité de cette compréhension, provisoirement assurée.
Ce caractère provisoire fait considérer l'échec du soin à la fois comme inévitable et justificatif du développement de la recherche d'autres mécanismes, faisant intervenir de nouveaux facteurs. La science du soin, à l'instar de toute science, ne progresse que de cette façon.
Le soignant peut se trouver pris dans cette perception du trouble, notamment quand ce dernier est complexe, rare ou atypique. On parle, alors de « cas », objet d'analyse qui décompose, d'observation qui scrute, de traitement qui explore.
L'hôpital a été défini, supra, comme un lieu de soin lié à l'enseignement et à la recherche. Le soignant-enseignant-chercheur qui soigne, enseigne et publie peut, parfois, considérer le trouble en tant qu'objet de recherche, thème d'enseignement, de publication dans la communauté scientifique. La mise en oeuvre du soin privilégie les protocoles objectivement définis, utilise une méthodologie rigoureuse dont la subjectivité du soigné est absente, ou repérée comme un élément du savoir acquis.
Dans la visée du soin, la progression de la recherche et l'avancée du savoir risquent d'entrer en concurrence, voire en tension, avec le soulagement du soigné.

- Le caractère négatif du trouble a été référé supra au

groupe social dans une conception homéostasique du soin chargé de restaurer une compétence : maladie, « male habitum », mauvais état.
Il est, également, à entendre de l'entourage, dont la proximité affective génère, parfois, le refus et le déni.
Le soignant peut s'y joindre, dans une solidarité défensive chargée de protéger de la peur, de porter l'espoir.
L'échec du soin ne peut que le redoubler, et, du même coup, renforcer refus et déni chez tous. A moins qu'il ne défasse la solidarité précaire, dans la désignation d'un coupable.

Or, l'expérience clinique donne à entendre le trouble et la maladie autrement que sur le mode négatif du dysfonctionnement, du défaut, ou sur le modèle objectif d'une causalité mécanique.
Elle fait apparaître la plurifactorialité des mécanismes pathologiques et l'impossibilité de réduire l'homme, bien portant ou malade, à un système, même complexe, sur un modèle cybernétique sophistiqué.
Cette impossible réduction conduit à poser autrement le problème de la théorie et de l'erreur.
Elle fait du chevet de malade un lieu différent du laboratoire scientifique. On peut y parler du soin comme d'un art, en prenant ce terme dans son sens latin qui combine application et pouvoir de l'esprit, en rappelant l'adage ancien « L'art, c'est l'homme ajouté à la nature. »
Le trouble y apparaît dans sa dimension subjective, relationnelle spécifique d'un événement survenu à un homme parmi les hommes.
L'approche transculturelle nous en montre la dimension collective, à propos de maladies spécifiques et exclusives de tel ou tel type de civilisation, de culture.
Celle dite transgénérationnelle nous en dit la transmission mystérieuse, non référable aux mécanismes et aux supports héréditaires connus.
La langue anglaise discrimine, dans sa désignation de la maladie, trois dimensions du trouble subi : organique (disease), subjective (illness), et sociale (sickness).
Si la première est à reconnaître par le soignant, ès qualité, si la troisième nécessite solidarité et prise en charge, que dire de la

deuxième, sinon qu'elle est à recevoir et à entendre comme présence du sujet au centre du trouble, au coeur de la maladie.

La question de la cause fait place à celle du sens, dès lors qu'on pense que la maladie humaine est différente de la maladie expérimentale ou animale. L'échec du soin peut s'y lire autrement. La présence, même douloureuse et menaçante, du trouble, également.

La psychanalyste M. Balmary, appuyée à la fois sur la lecture de la bible en tant qu'ensemble de textes fondateurs dans la mémoire des hommes et sur l'expérience clinique de la lecture de ce qui en l'homme traverse son discours, parle de la maladie comme d'un « progrès qui fait sortir l'individu de l'aliénation silencieuse, du refoulement mutique. » Elle y voit l'arrêt d'un mouvement conduisant à la dé-naissance, à la mort du sujet. Le symptôme somatique lui semble exprimer le refus du corps d'aller contre le sujet, même au prix d'une mise en danger certain.[3]

Cette personne rencontrée, qui dit son trouble, sa plainte et sa demande n'est pas davantage réductible à un objet d'étude saisissable et cernable, sur lequel un savoir sûr pourrait être construit. Dans le cours du traitement et du soin, elle en déboute le soignant, surpris de telle ou telle réaction, de l'ordre de la résistance ou de l'effacement, tenté de s'exonérer de ses devoirs, par faute de l'autre.
Cette personne n'est pas réductible à ce qu'elle fait, à ce que le soignant observe, scrute, analyse, pas plus que ce faire n'est réductible au moment où il est donné à voir.
Chaque moment de la rencontre, même répété dans la banalité quotidienne, est lourd d'une histoire, à la fois figée - celle de la personne bien portante - et en cours - celle de la personne soignée par une autre personne qui le « veut bien », à entendre au sens fort et non affaibli habituel.

La référence à la personne humaine est dite centrale dans

---

[3] M. Balmary. Le sacrifice interdit. Freud et la bible. Grasset.1986.

la déontologie actuelle, mais cette référence repose-t-elle sur le présupposé de son existence potentielle ou effective, théorique ou réelle ?
Quand un patient vient consulter, seul, en couple, en famille, qui formule la demande de soin ?[4] Le soigné apparaît, souvent, comme le porteur d'un symptôme, à prédominance somatique ou psychique, qui ne lui appartient pas en propre.
Le respect de la personne - quel que soit son âge et son état - est une exigence forte et positive dans la relation de soin. Un minimum de reconnaissance de façon à permettre un minimum d'existence effective en est la condition préalable.

Cette personne, dont parle le Code, n'est pas qu'une fiction juridique, elle est une réalité psychologique.
Elle est à considérer comme sujet concret, et non sujet épistémique ou juridique, quelconque, collectif et abstrait.
C'est ce sujet concret que le soin clinique donne à rencontrer dans la relation intersubjective, dans la projection réciproque qui le constituent.
Elle ne peut être reconnue que comme sujet, auteur et non, seulement, acteur. Elle ne peut être traitée que comme auteur de sa vie dans son histoire, et non acteur, dans la production d'un texte problématique (le symptôme), écrit, au moins en partie, par d'autres.
Elle n'est ni « incapable » d'être ce sujet - et à traiter comme un objet, fût-il précieux - ni « égale - à considérer comme un client, fût-il difficile.
Or, il arrive que cette personne vienne consulter avec une demande « inouïe », non prévue dans les codes convenus, de même qu'il arrive que le trouble somatique soit différent de la maladie d'organe ou de système, décrite et classifiée par les traités de Médecine.
Dans le quotidien de la pratique du soin, il arrive que la compétence technique, le cadre dans lequel elle s'inscrit et les

[4] D'où l'intérêt, semble-t-il, d'accueillir patient et accompagnants, en consultation d'enfant (notamment mais non exclusivement) par trois questions : « Qui vient me voir ? », « Sais-tu un peu pourquoi tu viens me voir ? » et « Sais-tu un peu qui je suis ? ». Les réponses sont souvent étonnantes.

règles qui la gouvernent ne suffisent pas.

Le déplacement nécessaire

S'impose, alors, la nécessité d'un questionnement et d'un choix autres, posés en termes différents, dans une relation à considérer comme la rencontre d'une personne bien réelle et unique dans sa problématique, et d'un soignant appelé à l'aide.
Questionnement centré sur la demande avant de l'être sur la maladie, sur la personne accueillie dans sa totalité et non dans la fragmentation fonctionnelle de son corps, dans sa qualité de sujet en souffrance, dans l'impasse, mais appelé à être, le demandant par son symptôme comme par son discours et son silence.
Il ne s'agit pas seulement d'un élargissement de la réponse du soignant, orientée vers ce que M.Balint nomme « diagnostic complet » (overall), par opposition au « diagnostic traditionnel », mais d'un déplacement que nous qualifierons de symbolique pour indiquer qu'il fait lien entre des phénomènes de nature différente et que ce lien a un sens.
Symbolique est à entendre, ici, dans son étymologie, cherchant à relier pour comprendre plutôt qu'à dissocier pour expliquer.
Le terme est à utiliser à la manière grecque primitive : objet coupé en deux (souvent un tesson de poterie), dont la réunion ultérieure servait à faire reconnaître les porteurs, à prouver un lien antérieur, mais, aussi, à la manière plus tardive : jeton échangé pour prendre part, signe sensible et emblématique créé pour matérialiser l'immatériel d'une relation.
Symbolique est à référer au caractère fondamental de la vie psychique, interprétative et créative, de la vie somatique faite d'échanges. Il est donc à référer à ce qui fait unité dans l'homme et entre les hommes, fait sortir de la division, de la dualité insurmontable.
« Entre le soma et le psyché existe plus qu'une simple juxtaposition: l'unité de l'individu fait que la communication entre eux est permanente. » écrit S. Bonfils qui considère la « médecine psychosomatique » comme pratique, comme science et comme éthique L'homme lui apparaît « constitué de trois éléments : soma, psyché et les interférences soma-psyché conçues

comme une entité. ».
Cette structure trinitaire est centrale dans sa conception de la maladie : « Si l'homme est trinitaire par essence, c'est avant tout dans les situations d'exception (maladies du corps, rupture dans la continuité de l'équilibre mental) que cette nature triple apparaît de la manière la plus évidente.»[5]

Pour le soignant, le déplacement symbolique signifie l'accueil et l'écoute de ce qui est apporté par l'autre comme un signe, donné à voir ou à entendre, et qui « donne à penser » , pour reprendre l'expression de Paul Ricoeur, qui préfère parler de donation que d'indication.[6]
Il signifie l'inscription du soin dans le champ symbolique, lieu de naissance et de souffrance du sujet, bien au-delà de la seule mise en oeuvre d'attitudes et de comportements actualisés et régulés dans le cadre thérapeutique.
Par cette inscription, le soignant offre au soigné un lieu où se déploient les actions humaines fondées sur l'existence du monde des symboles.
Ce champ symbolique est le monde de la parole, monde invisible, distinct du monde physico-chimique, mais constitué, comme lui, de relations ordonnées à partir de lois.
La loi fondamentale est, à la fois, libératrice et difficile : « Deux Je ne peuvent se dire dans la même place. »
En même temps qu'elle libère l'homme de la possession par celui qui gouverne, celui qui sait, elle se pose contre le désir de posséder l'autre en parlant pour lui, en le réduisant à son propre désir.
C'est par cette loi que l'homme accède à son humanité en entrant dans la dimension trinitaire qui le fait exister hors de son père et de sa mère, parlant sa propre parole et non celle de l'autre ou de tous.
C'est par elle que le Je parlé, prenant corps dans le langage, confère à l'homme le statut de sujet par rapport au réel et l'inscrit dans la réalité, c'est-à-dire dans ce que le langage peut en dire, passé par l'imaginaire et accordé à l'autre.

---

[5] Impertinente psychosomatique. Ed. John Libbey Eurotext. 1993. P. 16,17.
[6] Finitude et culpabilité. T.II.p.83. Aubier Montaigne.1960.

Ce déplacement symbolique semble particulièrement nécessaire en raison de la technicisation du cadre thérapeutique évoquée supra. Il permet de sortir de l'impasse d'une image, échographique, par exemple, qu'il suffirait de faire parler. Il permet de se déprendre de l'illusion qui consiste à croire à la neutralité de la technique dans le soin. Son inscription dans ce champ la charge de sens.

Il l'est dans ce temps où la maladie défait les repères, où la mort, même non dite, impose de passer du biologique au symbolique pour continuer d'investir, d'être.

Ce déplacement symbolique est porté par le langage, c'est-à-dire par des messages chargés de sens, qu'un sujet tente d'adresser à un autre sujet.
Déchiffrage difficile, car le sujet, recouvert, colonisé, dépossédé de sa parole, mais présent dans sa maladie et son symptôme, sa souffrance et sa détresse, y est rencontré comme une énigme.
Le déplacement symbolique proposé n'en donnera pas la clé au soignant, qu'il soit somaticien ou psychothérapeute; il tentera de donner au patient le minimum d'existence, de compréhension de ce qui advient dans son histoire singulière pour qu'il puisse le vivre dans le cadre thérapeutique et déontologique défini supra.

« Le respect de la vie se présente comme la valeur première », écrit Bernard Glorion, dans la préface d'«Ethique et déontologie médicale» de Bernard Hoerni[7] . Certes, il est question, ici, de vie somatique à préserver, mais aussi de vie symbolique à accueillir et à restaurer, en priorité, car, sans elle, le corps non parlant, seulement objet de discours, ne pourrait être que matière, chose inerte dans la sidération du désir. Avec elle, le soin peut le rendre chair vivante, dans la dé-sidération du sujet.[8]

---

[7] Ethique et déontologie médicale, Masson. 1996.
[8] D. Vasse, La chair envisagée, La génération symbolique, Seuil.1988.

CHAPITRE IV

DU BIOLOGIQUE AU SYMBOLIQUE

Le trouble et le symptôme

Quand un patient vient consulter ou appelle de son lit pour dire « j'ai mal », ou encore « je suis mal », que ce « mal » dit soit de l'ordre de la douleur physique située, circonscrite, ou de la souffrance, voire de la détresse, le soignant est interpellé à répondre, convoqué à son tour à dire quelque chose de ce « dit » là. Sa réponse est choix et questionnement.
Choix de l'accueil et de l'écoute.
Questionnement sur ce « dit » et sur ce qui le fonde :

- à partir de la dichotomie entre l'organique et le fonctionnel, le somatique et le psychique, dans laquelle patient et soignant peuvent être pris solidairement, même s'il est conseillé d'aller voir « de l'autre côté s'il n'y aurait pas quelque chose »...
- à l'opposé, en partant de l'écoute d'un « dit » du corps d'emblée symbolique, comme le propose Groddeck, pour lequel l'organique est psychique, porteur d'un sens à déchiffrer.
- Ou bien, dans ce qu'il est convenu de nommer « approche psychosomatique », en opérant un déplacement symbolique, générateur de sens.

Ce déplacement ne consiste pas à substituer à la maladie un discours sur la maladie, le discours absorbant, en quelque sorte le biologique, (par exemple : tumeur = tu meurs symboliquement...).
Ce sens n'est pas à entendre dans une causalité mécanique, il n'est pas à considérer à l'origine de la maladie. Il est ce par quoi ce qui

advient peut être compris, et grâce à quoi une issue peut être trouvée à une impasse. Il s'inscrit dans l'après-coup de la rencontre d'un « réel » qui se donne pour la réalité, qui « tombe » là (sun pipto, je tombe avec), et qu'on appelle symptôme.

La séméiologie médicale[1] définit le symptôme comme un trouble ou une perturbation d'une fonction caractéristique d'une maladie ou d'un syndrome. Par exemple, la toux et la dyspnée peuvent être les symptômes d'une maladie pulmonaire.

Elle distingue les symptômes « objectifs », observés par le médecin, et les symptômes « subjectifs », ressentis et décrits par le malade. Cette distinction s'inscrit pleinement dans la croyance que le soignant est dans la réalité alors que le soigné est dans l'imaginaire, l'émotionnel et l'affectif.

On comprend que l'appréhension du symptôme comme désordre et la distinction opérée entre ce qu'il est pour le soignant et le soigné aient un caractère heuristique dans le cadre thérapeutique défini supra et dont le diagnostic est un élément essentiel.
Mais ce diagnostic est peut-être à élargir plutôt qu'à réduire à un savoir sur la maladie dans lequel le soignant devrait inscrire le patient, à une réalité, celle de la science du soignant étrangère à celle du soigné.
Ph. Jeammet propose la notion de « diagnostic global », constitué d'une part du diagnostic spécifique, d'autre part de l'appréciation de la structure psychologique et des modalités relationnelles du patient. (Psychologie médicale, op. cit.)
Dans une telle globalité, le symptôme est précisément ce qui fait unité entre les différents aspects, donne du sens à la réunion des éléments épars.

Le symptôme peut, alors, être défini comme une conduite, à la fois dans sa dimension globale, son caractère intégratif et en tant que manifestation ayant un sens.
Le symptôme n'est pas un simple dysfonctionnement, il n'est pas là pour rien, sans raison, il n'est pas non plus un mensonge.

---

[1] Partie de la médecine qui étudie et décrit les symptômes.

pour rien, sans raison, il n'est pas non plus un mensonge.
Il est ce grâce à quoi le patient est là, pour être élaboré, après-coup, en se posant les questions « Qu'est-ce qui était là ? ». « Que puis-je en savoir ? », savoir sujet à caution précisément parce que je dois l'élaborer.
Parler de symptôme et non de trouble, c'est donner un sens (et non le déchiffrer), c'est dire que l'organisation n'en est pas hasardeuse, que le sujet y est présent, même enfoui, dans sa totalité somato-psychique, dans sa dimension relationnelle.
C'est pourquoi ce sens ne peut apparaître que dans la relation : le symptôme prend sens quand la relation s'établit; il prend sens quand il est nommé, c'est-à-dire porté dans le corps jusqu'à la bouche
Il prend tout son sens quand il peut s'inscrire dans une histoire, anamnèse du sujet, corps parlant qui s'énonce.
Tant que ce sens ne peut être accueilli dans le partage avec un autre, soignant, dans l'échange d'un mot, d'un regard, d'un geste, il demeure latent, productif de manifestations répétitives.
Comme des coups frappés à la porte, le symptôme appelle, gêne, trouble : « qui peut bien être là ? ». Porte parentale, conjugale, sociale, il faudra qu'elle s'entrouvre un jour ...
Le soignant, parfois harcelé d'appels du téléphone ou de la sonnette du lit, est convoqué comme témoin d'une demande toujours présente, plus encore que comme destinataire parfois hypoacousique ou distrait.

La notion de trouble nous a conduit à une approche descriptive, extérieure de pourquoi le patient est là, présent dans sa demande et dans sa plainte.

Celle de symptôme induit une attitude compréhensive, centrée sur le sens de ce pourquoi et non sa cause, sur un déplacement symbolique à partir de ce qui se donne à voir.
Trouble et symptôme ne sont pas à opposer, mais à considérer comme l'avers et le revers d'une médaille.
Ainsi, le fait pour l'entourage, familial ou soignant, de ne voir que le trouble est, en soi, un symptôme. Ce qui ne signifie pas que le trouble est irréel, « dans la tête », comme il est dit, parfois.
Un trouble organique, tout-à-fait réel peut être accueilli, investi.

La dimension symptomatique dans laquelle d'autres seraient pris peut être déniée.
Le déplacement symbolique ne va pas de soi.
Ce déplacement symbolique, rétrospectif, est de l'ordre de *l'interprétation* et de *l'élaboration*.

L'interprétation

L'interprétation se fonde donc à partir de l'articulation entre le somatique et le psychique, intégrée dans une histoire et parlée.
Elle se situe à deux niveaux :

1- L'interprétation de la manifestation visible qualifiée de symptôme.

2- L'interprétation du symptôme lui-même, en référence à des présupposés théoriques.

Pour Freud, l'articulation somatopsychique est opérée dans la distinction de l'actuel et du névrotique.
Les conceptions post-freudiennes ont varié, en mettant l'accent sur l'actuel (Reich), en la refusant au nom de l'unité profonde somatopsychique évoquée supra (Groddeck).
Retenons le choix du refus et du clivage et de la confusion, considérant ce qui est nommé pathologie psychosomatique comme une des modalités d'être de l'homme dans laquelle le corps se trouve doté d'une valeur psychique (somatisation).

La distinction fondamentale entre conversion (hystérie) et somatisation (maladie psychosomatique) a conduit à considérer cette dernière comme le produit d'une organisation psychique spécifique dans laquelle les représentations psychiques sont absentes ou désinvesties (J. Mc Dougall), les capacités d'élaboration du sujet sont débordées (Marty), l'émergence subjective est conflictuelle (V. Mazerand).
Sami Ali propose un modèle pluridimensionnel dans lequel « c'est le rapport à l'imaginaire qui détermine la somatisation hystérique aussi bien que non hystérique, l'une et l'autre étant les extrêmes d'un continuum où des passages sont possibles, selon que

l'imaginaire prédomine ou succombe au refoulement. »[2]

Ces modèles, ou d'autres (Alexander, Kreisler), sont nécessaires à l'interprétation, afin qu'elle ne soit pas réduite à une technique explicative permettant de supprimer un trouble en fournissant un sens, dans une démarche tautologique de clôture. Leur rigueur lui donne l'effet de vérité scientifique qui permet de comprendre la logique du symptôme. De cette manière, on peut dire que l'interprétation constitue un discours scientifique incluant le sujet du savoir.
C'est pourquoi ce qui caractérise les modèles utilisés dans le champ de la clinique psychosomatique, c'est que l'effet de vérité repose, aussi, sur la mise en oeuvre d'une parole dont seul compte le sens.
L'interprétation ne porte pas sur le corps, mais sur le « dit » du patient. Ce n'est pas le corps qui « dit », à partir d'un lieu de somatisation spécifique qu'il suffirait de repérer, en ignorant les éléments factoriels et épidémiologiques, c'est un sujet en souffrance (au sens d'attente aussi bien que d'épreuve), dans l'impossibilité d'être à la fois singulier et relié, de distinguer Soi et Non-Soi, renvoyé à la difficulté d'inscrire l'organique dans le relationnel, le somatique dans le psychique, au commencement de sa vie.

Ce sujet non advenu peut être adapté, à tout, y compris à sa maladie et à la relation thérapeutique. Il ne disqualifie pas le soignant, il se disqualifie lui-même dans un discours lisse, banal (Sami Ali), dans une « relation blanche » (Marty), mais, également, dans un corps bien réel puisque produisant des symptômes et souffrant.

Le soignant, médecin, psychothérapeute, paramédical, accueille ce « dit » qui a valeur de vérité, en prend soin dans une herméneutique respectueuse de ce qui se révèle brisé, dans une attitude authentique, empathique, au sens de C. Rogers, face à cette présence pathétique du sujet dans son corps menacé.
Plutôt que d'interprétation, C.Rogers préfère parler de compré-

---

[2] Penser le somatique. Dunod. 1988. p. 16.

hension, non pour exprimer une différence de niveau de profondeur du sens, explicite ou implicite, mais pour indiquer qu'il considère que c'est le soigné qui en dernier ressort peut savoir quelque chose de ce qui se passe en lui. Le soignant ne se pose pas comme source, détenteur d'une vérité, représentant le corpus collectif des hommes de science auquel il se rattache, il propose au soigné une formulation, une interprétation (au sens de déchiffrement) de ce qu'il a voulu dire.

On peut rapprocher la notion unique d'évaluation/non-évaluation de celle de directivité/non-directivité de Porter évoquée supra, en observant qu'il s'agit, ici, pour le soignant, de ne pas intervenir dans les activités structurantes du soigné et de faciliter ses processus de communication avec lui-même.

Alors, il peut - peut-être - se produire quelque chose de l'ordre de l'élaboration et de la vie psychique qui rende possible une présence autre du sujet, d'abord dans la relation de soin, ensuite, si possible, dans sa vie.

L'élaboration

L'interprétation a permis de repérer le fonctionnement et la structure psychique de l'individu, le type de dysfonctionnement dont la maladie est l'expression, à partir de l'idée que l'organisation psychosomatique d'un individu lui permet de vivre les conflits intrapsychiques et interpersonnels qui entraînent une excitation et une tension internes.

L'élaboration psychique donne une issue à ces excitations et ces tensions, à partir de la prise de conscience. Nous en savons la réussite problématique.

En cas d'impossibilité, trois autres issues sont possibles :

1- L'évitement, par la mise en place de nombreux processus qui mobilisent la vie psychique dans des troubles névrotiques (obsessionnels, phobiques...), dans des conduites inconscientes investies d'une valeur symbolique (conversion somatique).

2- L'expression directe, agie, de la voie comportementale qui signe la défaillance des instances de contrôle, de ce que Freud appelle « les digues ». Le passage à l'acte exprime l'absence d'élaboration organisée, de symptômes mentaux, dans la carence des affects.

3- La somatisation, à entendre comme un processus pouvant aboutir à la maladie, excédant les niveaux de réaction émotionnelle et fonctionnelle pour atteindre le niveau lésionnel.

Parler d'élaboration psychique, c'est, donc, ici, parler d'articulation, d'intégration entre soma et psyché, de transformation de l'énergie somatique en activité mentale, en vie psychique, affective, relationnelle. C'est considérer le développement humain, et ses difficultés, à partir des modes associatifs et intégratifs, des modalités de passage, de métamorphose du biologique au psychologique.

Parler d'élaboration psychique, c'est, au-delà du concept technique de la psychanalyse, se référer à « la fonction fondamentale du psychisme : celle qui consiste à faire face aux tensions créées par des modifications survenant dans l'environnement ou par des modifications survenant dans le sujet lui-même (transformations corporelles ou psychiques consécutives au développement ou au cycle de la vie, surgissement d'exigences pulsionnelles, apparition de maladies physiques, etc.). » (R.Doron, F.Parot, Dictionnaire de psychologie, op. cit.p. 237.)

« Faire face » à ce qui advient n'est possible qu'à un sujet advenu.

L'histoire de l'homme nous montre cette advenue, préparée dès le commencement de la vie, quand l'homme se dresse, marche, pense et dit « Je ».

Ce « Je » prononcé dans la cohésion ressentie du corps est à entendre comme le lieu de l'humain : lieu du langage symbolique par lequel l'homme, à la fois, spécifie son désir et se soumet à la Loi.

Cette histoire en fait apparaître les conditions :

- celle de l'identité première, « l'assiette » originaire qui détermine à la fois la place du même et celle de l'Autre.

- celle de la négation qui délivre de la possession de et par l'Autre : « Je ne suis pas tien et tu n'es pas mien. »

La clinique donne à voir le symptôme là où la fonction différentielle de distinction et d'opposition n'a pu se mettre en place. Elle donne à entendre le symptôme dire « Non », dire « Je »,

à la place du patient, pour échapper au silence du non-dit, à la « dé-naissance » du sujet, à l'arrêt de la vie, au moins psychique.
Alors, on peut dire, avec V. Mazerand : « La lésion du somatisant, la réaction somatique, devient le signe indiciaire de la présence du sujet. »[3]

Ainsi, I., rencontrée à l'âge de sept ans, atteinte d'allergie depuis la naissance.
L'anamnèse retrace une histoire difficile, les premières relations avec une mère atteinte de schizophrénie, l'absence du père, dit « inconnu », la prise en charge par les grand-parents maternels à la fin de la première année.
Elle rapporte les manifestations eczémateuses et asthmatiques qui constituent les premières réactions importantes par leur particulière intensité, retrouvée dans les épisodes récurrents.
Elle raconte les tentatives et les échecs, les traitements (allopathiques ou homéopathiques) et les mesures éducatives (ambulatoires ou en internat), et, comme un fil ininterrompu, la souffrance, celle d'I. dite et redite par ses symptômes, celle, constamment formulée des grand-parents, ainsi que la compassion des soignants, médicaux et paramédicaux.
L'interprétation permet au soignant de relier les éléments épars, psychiques, somatiques, événementiels, de comprendre l'organisation et le développement de la maladie.
L'association allergie respiratoire et allergie cutanée renvoie, au-delà de la notion « d'organe-cible », à une problématique plus large de la limite et de l'accueil, du dedans et du dehors, de l'Autre en soi et non hors de soi.
C'est ce que dit le système immunitaire, dans son excès défensif en réponse à l'excessif reçu dès le commencement de la vie.
Ce qu'I. exprime, par ses symptômes, comme par toutes ses productions, c'est sa difficulté d'être dès ce commencement, de naître à soi, car restée née à l'Autre qui n'est personne.
Les fonctions somatiques élémentaires sensorielles et respiratoires se sont mises en place dans des conditions d'excès telles qu'elles se

[3] V. Mazerand, Douleur et psychosomatique, in E. Ferragut, La dimension de la souffrance chez le malade douloureux chronique, Masson, 1995, p.145.

sont inscrites dans le psychisme naissant et l'ont structuré.
Les saisons sont le rappel temporel de ce qui se joua à ce moment là.
Les événements répètent une identité constamment reprise, défaite, dans le brouillage et l'ambiguïté de la filiation, toujours à construire.
C'est pourquoi, chez I., l'activité psychique est intense, centrée sur l'impossible altérité, présente dans les modes privilégiés de l'idéalisation et de la projection. C'est elle qui a permis d'échapper à la dépression anaclitique.
On comprend l'importance de l'accueil d'I. en tant que ce sujet vivant, actif, jusque dans ses lésions de grattage qui ne peuvent être, seules, objets de soin.
On comprend la nécessité de situer cet accueil dans une histoire, celle de ce sujet appelé à être, celle des événements survenus, des personnes impliquées, des obstacles et des aides rencontrés.

L'histoire et la maladie

Le contexte et le récit.

Cette histoire est à considérer sous deux aspects :

1- le contexte, milieu, conditions, événements survenus, dont les caractéristiques et les changements ont été déterminants dans le vécu et le fonctionnement de l'individu.
L'approche clinique les relève au titre de l'anamnèse ou de la catamnèse.[4] Il y est question de stress, de conflit, de trauma.
- Le stress : en biologie, le stress désigne à la fois l'agression et la réaction - non spécifique - de l'organisme.
En médecine, à partir de 1975, on a pu reconnaître sur des bases cliniques et expérimentales le lien entre le déclenchement d'une maladie et le vécu d'un stress, par l'intermédiaire des systèmes nerveux (central et périphérique), hormonal et immunitaire.

---

[4]Anamnèse : partie de l'histoire qui précède la première consultation. Catamnèse : partie de l'histoire qui suit le début du soin.

En psychologie, l'accent est mis sur le décalage existant entre les événements et les moyens dont dispose l'individu.

- Le conflit : on parle de conflit « normal » pour désigner l'inévitable opposition entre besoins et obstacles, demandes et refus, désirs et interdits, pour exprimer la contradiction fondamentale entre les forces qui tendent vers l'individualisation et les contraintes imposées par le milieu. Il fait, ainsi, partie de la vie même, dans sa dimension évolutive qu'il rend possible.
On entend également une perturbation venue se superposer au conflit évolutif, qu'elle complique, dont elle gêne la solution. Ce sont les conflits non résolus qui pèsent dans le fonctionnement et l'organisation somato-psychique, génèrent les manifestations symptomatiques, obèrent le développement.

- Le trauma : le terme de trauma est à entendre dans son étymologie grecque et son usage médical, voire chirurgical, contenant l'idée de lésion et de violence faite au corps.
La psychanalyse l'a repris en l'élargissant à « un événement de la vie qui se définit par son intensité, l'incapacité où se trouve le sujet d'y répondre adéquatement, le bouleversement et les effets pathogènes durables qu'il provoque dans l'organisation psychique ». (J.Laplanche et JB.Pontalis, op.cit.)

2- Le récit, « conduite du récit » (P. Janet), « ce que raconte la parole » (P. Beauchamp). Il est au coeur des échanges entre les hommes. Ne soyons pas étonnés de sa place centrale dans le soin, c'est-à-dire dans les moments où un homme souffrant en appelle à un autre homme, soignant.
Il y a lieu de distinguer, ici, contenu narratif et acte de narration. C'est le second qui donne vie au premier. Le contenu est de l'ordre de la représentation du passé, alors que sa mise en acte de langage fait que quelque chose peut passer du narrateur au narrataire, de l'ordre de la demande et du désir.

La demande première est celle d'être cru. Que le récit soit descriptif ou explicatif, fait par le soigné ou le soignant, il se donne à croire.
La vérité ou le mensonge ne se trouve pas dans le contenu mais dans la démarche et dans le partage qu'elle propose. Le récit ne

tient sa vérité que de l'accord, de la connivence de deux personnes pour qu'il soit chemin et mouvement.
Sa visée consciente et volontaire, en réponse à la question ou à l'incitation de l'autre, est sous-tendue par la croyance que c'est possible.
Il est possible que ce que raconte le soigné de l'histoire de sa vie fasse effet de vérité dans le champ du soin, pour peu que le soignant l'accueille comme tel et non comme une donnée objective, à vérifier, à contrôler, dans le doute et le soupçon.
On comprend les répétitions, les redites, avec les membres de l'équipe soignante, le personnel administratif ou de service. Elles attestent qu'il reste toujours quelque chose à dire, qui pourrait manquer, comme une pièce de puzzle.
Cette image nous donne à penser que ces répétitions adressées au soignant, lassé « d'entendre toujours la même chose », destinées parfois à un inconnu dans une salle d'attente, une chambre d'hôpital, voire un compartiment de train, cherchent à ordonner, à mettre une pièce à sa place.
« Raconter, c'est mettre un peu d'ordre dans le désordre. » écrit J.F. Malherbe (Op. cit. P.81)
C'est ce que disait Madame L, atteinte d'un syndrome douloureux chronique consécutif à un accident, répondant à une remarque agacée du soignant : « Quand je parle, même si je répète toujours pareil, j'ai l'impression que ça peut servir à mieux comprendre pourquoi j'en suis là. »
Il est possible que ce que raconte le soignant de l'histoire du soin, de celle de la vie du corps soigné, du chemin parcouru et à venir, de tout ce qui est rassemblé sous l'expression « évolution thérapeutique » ait ce même effet de vérité, aux mêmes conditions d'intersubjectivité et de foi partagées.
« Difficile », confiait ce soignant rééducateur qui avait « l'impression de parler à un mur », lorsqu'il tentait de maintenir ce chemin chez un patient aphasique découragé.
Même difficulté, parfois exprimée dans les mêmes termes, pour le soigné.
Pourquoi?
Est-ce parce que le récit ne peut se déprendre des pièges du discours, des mots qui disent trop peu ou trop mal ?

Est-ce parce que dans ce récit je ne suis pas seul ?
Est-ce parce que ce qui en fait la trame est de l'ordre du désir ?

Le désir porté par le récit est le désir d'être. « Raconter, c'est désirer être », écrit P. Beauchamp.[5]
Le récit du soigné est fait du tissage de la mémoire et de ce désir, malgré la rupture ou les failles du sentiment d'être.
C'est pourquoi le récit du soigné se déroule sur deux axes : celui du trouble, dans la recherche d'une continuité rationnelle ou chronologique, celui de sa survenue, dans la confrontation à une cassure, une brisure qui sépare radicalement en un « avant » et un « après ».
Raconter, « se raconter », comme il est dit souvent, permet au soigné de saisir quand même quelque chose de cette rupture avec des mots.
Le récit qu'il en fait lui donne à saisir quelque chose de soi-même, affirme, en la disant menacée ou barrée, la « mêmeté d'être » (F. Dolto), ce sentiment si tenace au corps.
Le soignant, dans sa reprise de l'anamnèse ou sa présentation de la catamnèse, utilise, parfois, la forme du récit, recourt aux marques de ponctuation temporelles qui scandent le temps divisé et font émerger de nouvelles ruptures, de nouveaux changements séparant un « avant » et un « après » de la rencontre, du traitement. On y parle de progrès, de mieux être, après avoir dit la perte, le mal-être.

Pourquoi cette nécessité de dire le temps qui passe ? Peut-être parce que dire, c'est ne pas subir.
Contre la maladie qui défait, contre l'absurde de sa survenue, l'inexorable de son déroulement, contre le temps qui passe - et ne répare pas comme on le voudrait - le récit est un acte de langage créateur. Le personnage central n'en est pas la maladie, ni même le malade qui n'en est que le porteur, au mieux la face subjective, c'est le sujet tout entier pris dans les rets d'une histoire et d'un discours, dans un acte créateur de relation et de sens.
Combien de fois n'entend-on pas le narrateur s'exclamer, surpris : « Oui, c'est ça, c'est exactement ça ! » Il a saisi, compris ce qu'il

---

[5] P. Beauchamp, L'un et l'autre testament, Seuil,1990,T. II p.36.

vient de dire et qui fait effet de sens.
La reformulation rogérienne n'y est pas nécessaire.

Crise

Dans la relation de soin, le récit est organisé autour d'un événement constitué par une variation brutale, perturbatrice, plus ou moins prévisible et redouté, et que l'on nomme crise.
La notion de crise est fréquemment utilisée en médecine pour rendre compte de la présence de ces caractères dans le déroulement d'un processus, l'évolution d'une maladie[6] .
On parle de crise d'asthme, d'épilepsie, d'angoisse...pour exprimer la dimension paroxystique du trouble, la faillite des régulations habituelles, assistées ou non.

Le terme est d'un emploi beaucoup plus large, s'agissant d'une personne ou d'un groupe, d'une histoire individuelle ou collective, pour exprimer une difficulté particulière survenue à un moment de l'évolution. Cette difficulté pose problème car elle n'est pas gérable par les moyens habituels, elle déboute de la prétention à maîtriser par le savoir et la pratique, de l'illusion de la stabilité sécurisante, de la conservation à l'identique.

Qu'elle touche le corps individuel ou le corps social, la crise est de l'ordre de ce qui excède les systèmes de régulation, biologiques et symboliques. Elle défait conjointement les mécanismes et les liens porteurs de sens.
C'est pourquoi, elle provoque le questionnement. « Pourquoi ? »
Pourquoi cet épisode aigu, cet excès ?
Cette interrogation éveille-t-elle la conscience ou bien réveille-t-elle les résistances, les forces de refoulement de tout ce qui, en soi, est non dit, non résolu ?
Question aussitôt précisée : « Pourquoi maintenant? », dans un renvoi à une histoire, celle d'un individu, celle d'un groupe.
La clinique individuelle et sociale montre la relation entre les

[6] Krisis : Hippocrate: phase décisive d'une maladie. Emploi plus large : séparation, décision.

deux, la survenue de la maladie dans les périodes de difficulté individuelle ou collective, à certains moments du développement humain et de l'évolution sociale.
La question éthique a été située, supra, dans le contexte d'un tel questionnement. La réflexion, les dispositions réglementaires et législatives qui suivent, constituent une tentative de régulation et de sens, de sortie d'une crise touchant à la fois l'individu dans ses convictions et ses valeurs propres et le groupe dans ses références et ses valeurs communes.
Ce lien en fait apparaître les dimensions essentielles : la perte de la maîtrise et la maturation, la rupture et la mutation

- Perte et rupture signent l'inévitable survenu, par excès ou par défaut, programmé ou aléatoire.

On les sait consubstantielles à la vie, dès son commencement. Le psychanalyste genevois G. Abraham considère la douleur comme langue maternelle, le plaisir, comme langue apprise.[6]
On parle de deuil à faire, de soi, de l'autre, de l'irremplaçable, nécessaire à son identité et à sa vie.
Très tôt, la toute puissance narcissique ne peut se maintenir en l'état, les démentis affluent, porteurs de blessures : l'altérité , existence des autres, différence des sexes, la séparation, la perte...
Très rapidement, la figure d'un autre semblable et bienveillant ne tient plus : l'autre ne me veut pas que du bien : il est ambivalent, voire ambigu, il convoite ce que j'ai - et réciproquement. Il m'utilise pour sa jouissance. Il est lieu de danger, par exemple par la trahison qui me confronte à l'irreprésentable, l'irréductible inconnu chez l'autre.
Rien n'est acquis définitivement aux plans somatique et psychique. Les étapes de la croissance, programmées dans leur déroulement séquentiel, mais non dans leurs modalités, contiennent les pertes et les ruptures à gérer, si possible à intégrer en leur donnant du sens. Pensons à l'étape du vieillissement si mal intégrée dans la société occidentale.
Les événements qui jalonnent une vie ajoutent leur lot de changements imposés, de deuils subis. On parle, alors, de crise

[6] Séminaire «Faire mémoire », Montpellier, mai 1992, Cahiers du SCEJI, 4,rue Montels,34000,Montpellier.

événementielle pour désigner les aléas individuels superposés aux passages obligés.

- Maturation et mutation situent la crise dans une perspective développementale, dans une dynamique de croissance. Le terme de métamorphose peut, aussi, convenir.

La souffrance éprouvée et le risque couru n'en effacent pas pour autant le potentiel créateur, générateur d'évolution. L'épisode crisique distingue, parfois radicalement, « l'homme d'avant » et «l'homme d'après ». Le second n'est pas une copie du premier, améliorée ou détériorée, il est autre.

On comprend que le soin ne puisse pas être une restitutio ad integro, qu'il comprenne une composante importante d'accompagnement, dans la solidarité d'un soignant et d'un soigné, confrontés à cette donnée commune de leur humanité d'homme.

Le soin

Dans cette histoire, dans cette traversée de passages, de conflits et de crises, le soin constitue, lui aussi, un événement porteur de sens, vécu dans une rencontre non désirée mais souhaitée, investie dans l'espoir d'une issue, d'une sortie.

Dans cette rencontre du patient et du soignant, s'échange, d'emblée, un appel à prendre soin, à entendre au double sens anglais de « care » et « cure », centré sur l'attention et sur la guérison.

Cet appel est possible car il est posé comme tel : ce pourquoi le patient est là. Avec l'idée que cette possibilité est de l'ordre de l'espace et du temps, à la manière du *kairos* grec: à la fois lieu et temps propices, place et moment décisifs.

Avant même la question « Qu'est ce que j'ai ? », est dite la plainte : « J'ai mal. »

Epreuve pour le soigné, difficulté pour le soignant.

On sait la difficulté du soignant à traiter la douleur, utile au diagnostic, signe de croissance...On pointe le cas particulier du nourrisson, de l'enfant peu ou pas soulagé. On repère le déni qui nie le savoir, la rationalisation qui contredit la connaissance acquise en matière de mécanismes physiopathologiques. Le déplacement symbolique, créateur de lien et de sens est difficile. Il est plus facile de séparer.

Ainsi, la douleur et la souffrance.

La première est située du côté du soin biologique, dans un protocole maîtrisé dont l'objectif est la sédation grâce à l'antalgique approprié. Symptôme cliniquement utile initialement, elle peut être diagnostiquée et traitée (algologie), c'est-à-dire distinguée et exclue.

La seconde, dite psychique, voire morale, est parfois évacuée car trop hétérogène et trop lourde à porter, même à deux.

Elles sont toutes deux à accueillir, à parler, à élaborer, dans le partage permis par les mots et les référents communs.

Même leur part non représentable peut être dite par le cri et la plainte.

Elles sont à accueillir comme gardiens et témoins de la vie psychosomatique, comme ce qui, dans le sujet, résiste au mal, à soi, à l'autre, dans la répétition des relations premières : appel, pleurs, mots et gestes de consolation, soulagement.

On comprend l'importance de ce « J'ai mal » dit, intemporel, sans âge, le même pour l'enfant et pour l'adulte, et dans lequel le symptôme parle pour échapper au silence du non-dit.

Douleur et souffrance sont, ainsi, constitutives de la communication entre les hommes.

Plus encore, elles sont créatrices et constitutives de l'homme en tant que sujet. L'enfant qui a mal, en criant, crée l'autre, et, ce faisant, se crée lui-même.

De même, l'homme souffrant.

Plainte, demande sont à écouter et non à dissoudre dans l'analyse, en sachant que ce qui est exprimé renvoie à autre chose, à un autre objet de désir que celui dit dans la plainte, dans la demande : par exemple, l'évitement d'un conflit, le contrôle de la relation...

Le soin s'inscrit, alors, dans le champ du langage, après avoir été, d'emblée, centré sur le corps par le patient lui-même qui en fait un objet donné à guérir au soignant, dans l'innocence et la promesse de guérison.

Mais, de quel corps s'agit-il ?

E. Ferragut parle de malentendu et d'incompréhension entre

médecins et malades, somaticiens et « psy »[7] . Ce corps douloureux qui parle et dont on parle, n'est pas seulement anatomo-physiologique, il est vécu. Il est le lieu où s'inscrit notre histoire, où se mêlent réel et imaginaire.

Parler de corps signifiant est une autre façon de dire le sujet. C'est dire qu'il n'y a pas d'autre lieu de l'homme que son corps.

Mais ce corps peut mourir et souffrir de bien des façons, complexes et énigmatiques.

Le soignant se méfie de cette complexité, de cette énigme, de la subjectivité qui déboute de l'inscrire dans un discours logique, dans un schéma cohérent.

Il est formé à donner une réponse à partir d'une problématique aussi clairement explicitée que possible, parfois dans l'échange avec d'autres soignants.

Il est habitué à construire son projet de soin à partir du symptôme.

C'est pourquoi, prendre soin peut consister à tenter de faire taire le symptôme, au risque de le chroniciser et d'interdire toute élaboration.

C'est pourquoi, pour le soignant, la douleur peut être, en soi, un objet isolable et réversible dans le champ technique de la guérison, racine d'acharnement dit « thérapeutique » pour indiquer sa visée.

Au registre psychologique, on trouve toutes les nuances, tous les degrés d'une souffrance constituée en objet de partage.

On la réfère à l'indicible, à l'insupportable, à ce qui excède les régulations somatiques et psychiques.

On la pense menaçant l'identité et défaisant l'organisation mentale.

Mais, en même temps, on l'observe conduisant à des comportements, des pratiques : la négociation des relations au corps, la représentation d'objets de substitution (artistiques, par exemple), la réévaluation des relations avec l'entourage.

Dans ces pratiques, outre les bénéfices secondaires souvent évoqués, elle peut être intégrée au narcissisme, construire des objets de satisfaction.

---

[7] E. Ferragut, P. Colson. La dimension de la souffrance en chirurgie et réanimation. Masson. 1996.

Le psychanalyste la dit maturante, chez l'enfant par le manque et la symbolisation, chez l'adulte grâce à l'expérience du lien entre masochisme et hédonisme.

On peut, ainsi, la concevoir comme une force puissante de vie qui appelle l'autre, le touche, le fait parler, le fait agir, qui ouvre le champ thérapeutique, champ de symbolisation et donc de (re)naissance possible du sujet.

C'est pourquoi, prendre soin peut signifier rencontrer le patient dans son symptôme même, dans sa souffrance et son impuissance, là où il est, pour, ensuite, l'accueillir, par le langage échangé, dans sa qualité de sujet présent, dans sa légitimité: « Il est légitime de parler de sujet quand le langage rassemble une identité en instance d'énonciation et lui confère en même temps un interlocuteur et un référent. »[8]

La légitimité reconnue n'est pas de l'ordre de la loi juridique ou du code déontologique. Elle n'est pas davantage conformité ou justification fondée sur la morale ou la raison. Elle situe le patient dans la relation à la loi symbolique, c'est-à-dire dans un champ de significations, condition préalable à l'intégration des événements de sa vie.

Alors, le patient, quel que soit son âge, peut entendre qu'il n'est pas que le produit de son anamnèse, qu'il n'est pas réductible à son histoire, n'est pas condamné à un fatalisme à l'oeuvre dans une répétition, que sa place existe et qu'il y a droit.

Le soignant en est garant, somaticien ou psychothérapeute.

La souffrance ne peut pas n'être qu'un objet dans le champ technique, elle est génératrice d'affects, parfois difficiles, voire insupportables. Mais elle est en même temps présence, au risque de devenir condition même de toute présence, comme le montrent, parfois, les patients présentant un syndrome douloureux chronique.

Beaucoup a été dit sur les effets de la souffrance sur le sujet, barré, menacé de dé-naissance, avant même de l'être de mort. « Elle prend toute la place et je n'existe plus en tant que Je. La douleur est. » écrit D. Anzieu.

---

[8] J. Kristeva. Au commencement était l'amour : psychanalyse et foi. Hachette. 1988.

Disons ce sujet, dans le même temps, conduit à dire, à apporter sa demande pour soutenir son désir, pour rester humain parmi les humains, vivant parmi les vivants, pour s'entendre dire : « Tu choisiras la vie pour que tu vives ».[9]
Tel est l'enjeu, tel est le choix, non réductible à celui d'un traitement parmi d'autres. Choix symbolique mis en acte.

Alors le patient peut choisir d'entrer dans son histoire, d'y reprendre sa place et de la relire à partir du temps et du lieu où il a été défait dans son unité. « La thérapie logera, puis délogera de cette place vacante ce qui faisait division de la personne jusqu'à ce que Mr M. puisse être ce sujet qui dit Je de sa place et dans l'unité de sa personne posée dans un acte constamment renouvelé d'engendrement par la parole.»[10]
Le soin somatique et psychique n'est pas une réparation par retour à l'état initial, il n'a pas comme objectif la restauration homéostasique du sujet, mais sa naissance à soi-autre. La sortie de crise n'est pas le retour à l'état antérieur à la crise. Même dans la répétition d'épisodes récidivants, le soignant, clinicien, infirmier, rééducateur est garant que chaque sortie est issue, passage et non impasse, sidération.
Là où la maladie avait fait « dé-naissance », la relation de soin peut faire « re-naissance », c'est-à-dire réintégration du sujet dans le temps de son histoire.
Elle ne permet pas de recommencer sa vie, ni d'en connaître une autre, radicalement nouvelle.
« Faciam recogitando quod non possum operando », disait, déjà, Bernard de Clairvaux, au XIIème siècle.
Grâce au déplacement symbolique, elle propose de la réorganiser en significations porteuses de sens et de devenir.
En rapprochant données psychiques et somatiques, le soignant organise l'espace et le temps comme instances où le soigné peut se (re)trouver en tant que sujet.
Pour lui, soigner consiste à aider l'Autre, patient, souffrant, à

---

[9] Deutéronome **30** 19. (TOB)
[10] R. Sirven, A propos d'un cas : de la division à l'unité, Corps et relecture, Introspekcio, vol.1 Budapest, 1991, p.155.

préférer être situé dans son histoire temporelle, à choisir de vivre son temps singulier, ici et maintenant, dans la relation à cet autre, accompagnateur appointé, garant des conditions du possible et du souhaitable.

Nous avons vu cette relation conçue à partir de la notion de personne, objet de soins attentifs, prudents, soucieux de l'intérêt du soigné, à partir de la notion de sujet de droit, indiquant que cette personne a des droits à respecter.
Nous l'avons vue ainsi inscrite au registre de l'objet et de l'avoir.
Accueillir le patient dans le soin en tant que sujet, c'est inscrire cette relation au registre de l'être, c'est en faire une rencontre, non réductible à une opération technique et segmentaire dans le champ corporel, à une conduite codifiée et régulée dans le champ social.
Une telle rencontre a des effets considérables, repérables dans le champ somatopsychique. L'élaboration psychique à laquelle elle ouvre se traduit par des modifications somato-fonctionnelles. Ainsi, pour Sami Ali, le processus de projection « loin d'être un mécanisme purement psychologique, s'accompagne d'un renforcement des défenses immunitaires ».(Penser le somatique, op. cit. p. 51.)
N'a-t-elle pas d'autres effets, au-delà ? Ne concerne-t-elle qu'une personne, soignée et restaurée ?
Autrement dit, ne contient-elle pas une dimension autre, conduisant soignant et soigné à se trouver dans leur véritable et profonde humanité, hors des codes convenus et si peu respectés, des contraintes et des règles apprises, hors du Surmoi ? (Le terme « über-ich » , introduit par Freud, étant pris, ici, dans le sens de « sur Je ».)
Cela signifierait-il que le sens apporté par le déplacement symbolique ouvre à une dimension autre de l'humain, transcendant le niveau psychique du tiraillement entre peur et sécurité, confort et inconfort, mouvement et retrait, demande et satisfaction ?

PARTIE III

LE DEPLACEMENT ETHIQUE. LA VISEE

CHAPITRE V

DU CHAMP PSYCHOLOGIQUE AU CHAMP ETHIQUE

La théorie et la pratique

L'inscription de la relation de soin dans le champ psychologique met en évidence la dimension intersubjective de cette relation, non exclusive des éléments constitutifs des cadres précédemment évoqués.
Elle ne la montre pas pour autant simplement complémentaire de ces cadres, mais première, fondatrice, quel que soit le type de trouble traité ou le type de soin donné.
C'est cette dimension qui fait de la relation de soin un lieu tout-à-fait particulier pour les hommes, entre les hommes, car lieu d'accueil et de reconnaissance, avant d'être lieu de manipulation et de réparation.

Le déplacement symbolique proposé nous conduit à revisiter la relation thérapeutique, à questionner le trouble qui la provoque, à considérer la personne qui la demande et celle qui la reçoit.
Il nous permet d'entendre le lieu du soin en tant que champ symbolique, lieu de naissance du sujet, dans et par la parole échangée avec un autre sujet. Il le montre comme lieu de souffrance, dans l'impossibilité d'inscrire le désir dans la loi, de se dire dans sa place d'humain parmi les humains. Il le donne à entendre dans la réalité d'un corps parlant quand même, par le cri et le symptôme. Il en fait un lieu de demande et de questions, de

réponses et de propositions échangées, partagées par un soignant et un soigné.

Il peut donc avoir pour effet la prise de conscience de ce que signifie « être sujet », pleinement, dans la relation à soi, corps et psyché, à son histoire, à l'autre, rencontré, au groupe humain familial et social d'appartenance , « être sujet » en tant que corps parlant qui s'énonce, dans sa triple déclinaison, être-corps, être-soi et être-au-monde :

- prendre soin de soi, hors de l'impasse de la somatisation ou de la conversion somatique,
- se poser dans sa place, dans la distinction de celle d'autrui,
- s'assumer dans son désir, sa limite et son manque,
- entrer en relation avec l'autre, sans dépendance ni domination.

Ainsi formulée, une telle prise de conscience peut paraître à la fois nécessaire et suffisante, quel que soit le type de soin, son mode apparemment dominant - organique ou psychique -, son contenu visible, exploratoire - curatif ou rééducatif -, ses modalités décidées et ses médiations choisies.

C'est ce qui est dit, ou présupposé, dans le domaine du soin psychologique dont la visée est l'advenue du sujet, condition de la levée des symptômes, sinon de la guérison. L'histoire de la psychothérapie en témoigne, depuis l'apparition du terme, en 1891, dans le titre du livre d'Henri Bernheim : « Hypnotisme, suggestion, psychothérapie. »

L'évolution des pratiques a vu le passage du traitement moral hérité de la psychiatrie du XIXème siècle aux formes actuelles.

La réinterprétation des phénomènes hypnotiques, fondement des méthodes suggestives, l'analyse critique des méthodes reposant sur la persuasion ont conduit à définir la problématique du projet thérapeutique. Il n'est plus question de prétendre « introduire dans la conscience d'un sujet des idées nouvelles ou détruire des idées existantes, en dehors de son consentement et de son jugement »[1],

---

[1] J. Dejerine, E Gauckler, Les manifestations fonctionnelles des psychonévroses et leur traitement par la psychothérapie, 1911.

[2] Les psychonévroses et leur traitement moral, 1904.

par la force de la suggestion.
On ne propose plus de rendre au malade la maîtrise de lui-même en le persuadant qu'il le peut, « en lui manifestant une sympathie si vivante, si enveloppante qu'il aurait vraiment mauvaise grâce à ne pas guérir », écrivait le psychiatre bernois Dubois, poursuivant : « Quand le malade constate cet état d'âme chez le médecin, il est déjà bien avancé sur le chemin de la guérison. Il est comme « envoûté » par une pensée charitable... »[2]
La nécessité de la connaissance partagée des causes du trouble, de la non-dépendance du soigné à l'égard du soignant, de sa participation au choix du moyen thérapeutique, est exprimée sur le mode d'une protestation éthique. Le tout pouvoir et le tout savoir sont considérés à la fois comme illusoires et immoraux.

La psychanalyse freudienne s'est inscrite dans ce commencement et dans cette évolution. La théorie du transfert a permis de comprendre et de dépasser les apories de la suggestion ou de la persuasion.
On a vu dans la cure analytique « l'étalon du bon équilibre en la matière. »[3]
L'option psychanalytique consistant à reconnaître une valeur de vérité au symptôme prétend dépasser la seule opération conceptuelle, le niveau d'un dispositif méthodologique ou encore le parti pris moral de la bonté.
Elle affirme constituer une exigence éthique indépassable pour un homme accueillant un autre homme et l'accompagnant dans son cheminement.
Elle pose la loi du champ symbolique, loi de la parole, comme fondement de l'humain en l'homme, condition de son humanité, à préserver contre toutes les tentations totalitaires, les dérives du savoir et du pouvoir.
Face aux propositions scientifiques et techniques en matière de soins liés à la transmission de la vie, (procréatique et génétique notamment), les psychanalystes font rappel constant du respect nécessaire des lois du désir et des structures fondatrices de la

3 Confrontations psychiatriques,n° 26,1986,p. 38.

filiation, disent et redisent ce qui constitue pour eux les bases d'une éthique du sujet.

C'est, également, la position de principe de la relation d'aide rogérienne, dans laquelle l'un des deux protagonistes cherche à favoriser chez l'autre la croissance, le développement, la maturité, un meilleur fonctionnement et une plus grande capacité d'affronter la vie. (La relation d'aide et la psychothérapie, op. cit.).
Pour Carl Rogers, la maladie, comprise comme un processus de désadaptation, est née de l'influence d'autrui sur les processus d'évaluation propre de l'individu et de la valorisation ou de la dévalorisation sélective qui en a résulté.
Le soin est à entendre comme réadaptation, permettant de symboliser une expérience valorisante de fidélité à soi, de satisfaire le besoin d'attention positive de la part de soi-même (need for positive self-regard).
Au-delà de son objectif immédiat de soulagement, il vise la sortie de ce que Rogers considère comme l'aliénation fondamentale de l'homme, conduit, pour préserver l'attention positive d'autrui à falsifier les valeurs de son existence en les percevant à travers celles d'un autre.
Les notions d'empathie, de congruence et d'authenticité sont référées à l'efficacité recherchée, mais, également, de manière explicite, à une exigence éthique d'absence de savoir et de jugement sur l'Autre, accueilli et respecté.
La méthode du « viewing », de l'école de Palo Alto, est également centrée sur la personne, sans évaluation, interprétation ni suggestion. La visée explicite du soignant, dit « facilitateur », est d'aider le soigné, appelé « viewer », à améliorer la qualité de sa vie en comprenant et construisant le monde dans un sens plus humaine-ment satisfaisant.

On trouverait dans l'histoire de l'approche psychosomatique du trouble et du soin les mêmes racines morales, parfois même imprégnées de religieux, dans la conviction que l'esprit gouverne le corps, aux accents pauliniens.[4]

---

[4] R.C. Fuller, Mesmerism and the american cure of souls, Philadelphie, 1982.

Plus actuellement, et hors de tout moralisme, le souci souligné par Eliane Ferragut « d'éviter la surenchère médicale et le risque iatrogène » n'est pas seulement animé par celui, thérapeutique, de parer à un déplacement symptomatique. (La dimension de la souffrance chez le malade douloureux chronique, op.cit.p.18). Il peut conduire à prendre du recul par rapport à la demande réitérée, parfois pressante, d'investigation ou de soin, aussi bien que par rapport à la réponse immédiate de soulagement, de prescription et d'administration d'un soin particulier. Le possible est interrogé dans un cadre plus large que celui du désir rencontré, partagé.

Les approches thérapeutiques centrées sur le nouage somatopsychique : « thérapies à médiation corporelle », « relaxation psychothérapique » connaissent un développement important.[5] Elles s'inscrivent dans ces différents courants.
L'orientation analytique de ces approches vise à dépasser la dimension fonctionnelle. Il ne s'agit pas seulement d'aller mieux, ou d'être mieux, grâce à une meilleure gestion cognitive ou émotionnelle, par exemple.
Advenir en tant que sujet, dans cette relation particulière organisée par le transfert, a des effets plus larges et plus profonds, touche la totalité psychosomatique de l'homme dans ses modes adaptatifs, dans ses soubassements inconscients, de nature biologique aussi bien que psychologique.

Par effets plus larges, il est, également, entendu que cette advenue, rendue possible par les différents types de soin, de modalités thérapeutiques, ne concerne pas le seul sujet soigné.
« Lorsqu'une personne va ainsi vers elle-même, toutes les relations se modifient. » écrit la psychanalyste M. Balmary, considérant que ces modifications ont à voir avec la dignité de l'homme en tant qu'être parlant, situé et responsable - au sens latin - de sa parole. (Le sacrifice interdit, op. cit. p. 133)
C'est pourquoi le soin ne lui paraît pas réductible à un atelier de réparation strictement individuelle. « Un seul homme qui naît à la

---

[5] J.P. Meyer, Relaxation thérapeutique, Masson,1986.

véritable relation rend possible - si le feu gagne de proche en proche - cette promesse que tous les clans de la terre soient en lui respectés. » (Le sacrifice interdit, op.cit. p.133)

Cet élargissement en fait-il pour autant le lieu d'une réparation sociale si souvent évoquée dans un discours aux accents du positivisme comtien ?
En tout cas, il indique qu'il est le lieu où il est possible que les problèmes soient posés autrement que sur le mode de l'antinomie et du refus, de la domination et de la possession imposée ou subie.
Ces ouvertures à un possible signifieraient-elles que l'advenue du sujet, en réalisant les réglages nécessaires au plan psychique et somatique, donnerait une clé ouvrant à une orientation nouvelle et décisive de la conduite et de la pensée, à l'équilibre personnel et relationnel, désormais acquis, de l'être-corps, de l'être-soi et de l'être-au-monde ?
La dimension symbolique pourrait-elle ouvrir à une dimension autre, apportant des réponses aux questions sur l'homme qui pourraient surgir, touchant ce qui, en soi, est plus grand que soi ?
Le « surcroît » de la guérison dont parlent les analystes serait-il accompagné d'un « surcroît » de la Vertu ?
La psychologie, ou la psychanalyse, pourrait-elle constituer une éthique ? La direction montrée, celle de la parole, suffirait-elle ?
C'est ce qui est parfois entendu, souvent sous-entendu, véhiculé par le discours de ceux, soignants et soignés, qui ont connu une expérience thérapeutique et en ont retenu une vision, une compréhension de soi, des autres et du Monde un peu plus justes, un peu plus tranquilles, ainsi qu'un peu plus de sérénité.

Cependant, une telle - et, au demeurant, aimable - illusion ne peut durer. Les démentis affluent.

- Dans le champ concret de la pratique thérapeutique, l'écart est parfois très grand entre la théorie et la visée du soignant d'une part, le vécu du soin pour le soigné d'autre part.

Les traitements et les cures interminables, les prises de pouvoir abusives, au nom d'une position prétendue éminente dans le champ du savoir ou celui d'une Institution (hospitalière, universitaire ou autre), au motif d'une aura charismatique

reconnue par les plus faibles, ou simplement par la fonction soignante occupée dans le champ du soin, les conduites d'évitement ou de fuite face à l'autre et à soi-même, portent le soupçon sur le soin donné et sur le soignant.
Le premier est générateur d'une interrogation sur l'outil, ses appuis théoriques et sa méthodologie. Il conduit, généralement, à la proposition de nouveaux outils, voire de nouveaux concepts censés renouveler la pensée même du soin (le soma remplace le corps, le cognitif succède à l'esprit...).
Le second vise l'homme qui donne le soin et qui, parfois, semble oublier ou perdre, une dimension essentielle de ce qui le met en relation avec un autre homme. Dans le discours des soignés est entendu de plus en plus le souhait de sentir une telle dimension, le regret de n'y point parvenir, même chez un soignant réputé compétent et efficace, respectueux des règles de l'art et du code.
L'inadmissible est relevé.

C'est tout particulièrement le cas en pédiatrie, pédopsychiatrie et psychothérapie d'enfants où cet essentiel peut être évacué, dans l'urgence ou non, dans la bonne conscience de celui qui sait ce qui est bien pour l'autre, immature, dans le sentiment gratifiant de s'investir dans le soin, voire de donner de l'amour à cet autre, particulièrement touchant par son immaturité même.

On peut l'entendre pour toutes les catégories de soins, de soignants et de soignés : la traumatologie, où du trauma humain, et pas seulement psychique, peut être ajouté au trauma physique, la gériatrie où la disqualification humaine peut redoubler celle du corps... partout où le respect formel ne suffit pas, où derrière le formalisme poli, voire courtois ou même apparemment chaleureux, est ressentie la distance du rejet, de l'absence.

On relève les failles humaines dans les lieux de soins donnés dans l'urgence :

- ce qui est nommé « tri » des soignés et qui conduit à prendre soin, à laisser en attente ou à rejeter des humains qui se sentent, parfois, traités comme des objets.

- L'attitude fluctuante des soignants conduits à surévaluer la pathologie d'un patient dérangeant, à sous-évaluer celle d'un autre plus tranquille.

L'approche psychosomatique a conduit à relever chez certains soignés un type de comportement dit « opératoire » (Marty), générateur d'une relation dite « blanche » pour en exprimer la vacuité. Le soignant peut aussi séparer émotion et action au point de proposer une relation blanche à son tour. Au comportement opératoire du soigné peut répondre celui du soignant.
Une telle symétrie est psychologiquement compréhensible. Elle est éthiquement problématique dès lors qu'est questionnée la responsabilité de chacun.
De même peut-on entendre la difficulté de la position du soignant pris entre la toute puissance et la réserve excessive, l'omniscience et la fuite.
Partout où le soignant se réduit à son supposé savoir, à sa prétendue compétence thérapeutique, se protège contre toute menace ou tout dévoilement psychique potentiel, apparaît le risque de perdre de vue la dimension simplement humaine de la rencontre d'un autre humain.

- De nouvelles épreuves sont rencontrées, excédant les capacités de gestion et d'élaboration que l'on croyait acquises, s'inscrivant dans une dimension autre, celle de la valeur et pas seulement du sens, de la direction et non plus du but, de la pratique dans le champ social des rencontres plurielles.

- De nouvelles questions sont posées qui remettent en cause le sujet supposé être, savoir et parler, qui déboutent de « renvoyer comportements et décisions à l'arbitraire psychologique, social et historique de chacun » (S.Rameix, Fondements philosophiques de l'éthique médicale, op. cit.p.3), qui montrent la limite de la prétention à construire ce sujet sur le modèle des lois de la psychologie ou de la métapsychologie, freudienne ou californienne.

- Conflits et contradictions naissent de situations nouvelles dans lesquelles soignant et soigné sont pris entre le bon et le bien, le possible et l'acceptable, l'autorisé et le souhaitable, le convenu et l'impératif.

Résistances, tentations et risques apparaissent dans cet inconfortable entre-deux :

- La crispation sur le savoir, sur un discours normalisateur et totalitaire, celui, parfois, de la science ou de la religion.

- Ce que l'on peut appeler « psychologisme », réduction au plan psychique de tout ce qui advient, masque d'idéologies qui manipulent soignants et soignés, comme en témoigne l'idéologie paternaliste, évoquée supra au registre de la déontologie, retrouvée dans les présupposés de la psychologie dite « humaniste ».

Réduction, masque, manipulation disent l'imposture de ce savoir référé à ce qu'il est convenu de nommer « sciences humaines ». Or, on peut craindre que le spécialiste des sciences humaines ne s'intéresse pas à l'homme mais à la science, qu'il ne voit en lui que l'objet d'un savoir possible. « Les sciences humaines sont-elles des sciences de l'homme ? » interrogent D. Lecourt, F. Ewald, L. Ferry, H.Guyon et N. Delattre-Derec.[6]

On peut redouter de voir l'homme pris dans le filet des déterminismes, celui du « psychologisme » qui fige l'humain, celui de « l'historicisme » (K. Popper) qui ne voit le futur qu'à travers le passé...

S'il n'est pas de savoir possible sur l'homme, mais seulement sur l'objet, alors, le risque est grand de « chosifier » l'homme et son intériorité sur le modèle de l'objet, de construire ce sujet-objet par projection, sélection et validation, de prendre le pouvoir en substituant à sa parole - plainte et demande, maux et mots - un discours normalisateur et totalitaire.

Un tel discours peut donner à penser, avec Socrate qu'« il n'est guère sage de s'en remettre aux mots du soin de soi-même et de son âme», au risque de rompre l'échange, de perdre le fil ténu de la relation, de « jeter le bébé avec l'eau du bain »...

---

[6] Puf, Collection « Forum Diderot », 1998.

- Ce qui est nommé intégrisme, prétention à la possession d'une vérité unique et définitive, refus de ce qui la met en question, de ce qui advient dans le hic et nunc d'une rencontre, dans ce qu'elle apporte d'inouï. Qu'il soit religieux ou scientiste, l'intégrisme prétend donner une réponse à l'exclusion de toute autre, disqualifiée a priori. C'est ce qui s'entend, parfois, dans le débat entre les soignants dits « somaticiens » et ceux qui se disent « psy », dans celui qui conduit à colloquer soignants et non soignants (philosophes, juristes, économistes, sociologues, théologiens...).

- Le recours au légalisme, à la réponse déjà donnée dans les énoncés d'un code, les précédents d'une jurisprudence. La loi gouverne le soin. Il n'y a pas de place pour la question d'un sens à venir, seule est envisagée celle du licite et de l'illicite, déjà posée, déjà résolue. Aucune transgression n'est possible dans l'exceptionnel ou la radicale nouveauté, car elle constituerait un acte qui ne s'autoriserait que de lui-même.

- Le repli sur le canon de la pratique, par exemple, le silence, parfois plus manipulateur que le discours, l'abstention de soin protectrice, dans l'obsession sécuritaire évoquée supra, l'appui de la technique dite éprouvée qui, combiné avec l'attitude légaliste, conduit à poser la question du risque en la centrant sur le soignant.

- La séparation radicale : « Ton problème n'est pas le mien. » La culpabilité revisitée, la responsabilité limitée à soi seul peuvent être évacuées du champ de la relation de soin, comme de tout autre. Elle constitue une porte fermée au questionnement des certitudes, notamment quand il est fait de l'incertitude dispense de tout questionnement.

Pourquoi ces protections, ces défenses qui conduisent à séparer malgré le projet de relier ? Peut-être parce qu'au plan psychologique, on ne fait que ce que l'on peut, étant donné les moyens somatiques et psychiques dont on dispose, le poids des éléments contextuels et environnementaux.

Peut-être parce qu'il arrive que la charge symbolique soit trop forte, que relier soit trop coûteux, à cause de la trop grande différence et/ou de la trop grande proximité de l'autre.

Le déplacement éthique

Mais, vient alors, parfois, l'exigence, non que l'un ou l'autre ait raison, que la demande ou l'événement soit ou non acceptable, mais qu'une problématique soit posée, telle que ce qui advient puisse être entendu comme appelant une réflexion, et non une réponse particulière, demandant un nouveau déplacement.

Une telle exigence peut être apportée par une demande singulière, individuelle ou sociale, un événement « inouï », exceptionnel ou répété, une prise de conscience nouvelle dans le cheminement, toujours mystérieux, d'un homme et/ou de tout le corps social.
On peut la penser plus rarement ressentie dans le quotidien d'une pratique de soin, protégée par les habitudes, les routines et les systèmes de défense bien rodés qui automatisent les gestes, mécanisent les relations.
La prise de conscience d'un manque et d'une visée autres n'y est pas si rare.
On observe qu'après avoir beaucoup échangé à propos du soigné en tant que sujet, les soignants colloquent, écrivent, communiquent de plus en plus sur ce manque et cette visée, sinon tout-à-fait nouveaux, du moins passés d'un implicite supposé à un explicite exprimé.

Appel, exigence, déplacement, ces termes expriment la nécessité d'inscrire la relation de soin dans une dimension autre que celle du Code ou des mécanismes psychosomatiques, différente de celle de l'intersubjectivité partagée.

Le caractère clinique - le terme étant pris dans son étymologie - de la pratique du soin n'est pas pour autant éliminé au bénéfice d'une approche élargie au point d'être abstraite et

purement spéculative, constituant un nouvel objet, celui d'un débat philosophique par exemple.
Au contraire, c'est précisément dans cette rencontre singulière à propos de quelque chose qui a voir avec la vie - et donc la mort - que peut être ressentie la nécessité de passer de la singularité somatique et psychologique, biologique et symbolique du sujet à l'universalité de l'humain en l'homme.
Le soignant, face au soigné ou à son côté, n'est pas d'emblée dans cette universalité. Il est, lui aussi, pris dans les rets d'une histoire, celle de l'autre qui rencontre la sienne propre, celle d'un trouble qui gêne, menace le fil d'une vie. Il est pris dans l'immédiateté des enjeux personnels et contextuels.
La quotidienneté de la pratique, son caractère apparemment répétitif pourraient donner à croire qu'elle demeure immédiate et conditionnée par des procédures dont l'automaticité garantit la sécurité.
Tout soignant sait qu'il n'en est rien. Il le sent s'il ne le sait explicitement.
Cet homme, malade, souffrant, le disant à sa manière, verbalisée ou non, avec son code propre, ouvre à une présence et une résonance autres que celles provoquées par la rencontre de deux personnes réunies par une demande à entendre et une réponse à donner dans le champ technique et/ou symbolique.
Le déplacement proposé n'est pas négation de leurs déterminations respectives, dont le poids ne peut être évité dans le champ réel d'une pratique concrète.
Déplacement, ici, signifie ouverture à un autre champ où se croisent des fils, se tissent des relations entre le particulier et le général, le singulier et l'universel, à propos de cette réponse donnée, où il ne suffit pas d'occuper sa place, de dire Je en son nom seul.

Ce champ sera qualifié d'éthique pour spécifier et sa nature et son contenu : champ de réflexion et de questionnement sur ce qui est produit dans le cadre codifié et dans le champ psychologique créés par la demande de soin d'un humain à un autre humain, supposé savoir et parlant.
Situer cette réflexion et ce questionnement dans le champ éthique

signifie les déplacer d'un savoir sur et pour l'homme vers une conception de l'humain en l'homme qui permette de valider - ou conduise à invalider - les pratiques qui s'en autorisent ou s'en réclament.

Le nouveau déplacement proposé conduit à penser qu'il ne suffit pas d'être attentif à l'efficacité de l'acte de soin et à la relation dans laquelle il s'inscrit, qu'il ne s'agit pas seulement de deux personnes, prises dans la problématique de leur désir - même s'il s'agit aussi de cela.

Déplacement considérable de la bonne conscience donnée par une conformité bien proche du conformisme vers une conscience inquiète - au sens d'éveillée, sans repos.

Ce déplacement est donc difficile. Il n'est pas la conséquence programmée d'un choix.

Nous l'avons dit provoqué par des événements et les différentes formes de culpabilité collective et de peurs qu'ils ont déclenchées, par la prise de conscience du risque de perte de cette humanité d'homme, à la fois fondatrice et fragile.

Nous l'avons observé lié à la mise en suspens des réponses immédiatement disponibles, habituelles mais remises en question (attitudes et comportements face à la douleur, à l'enfant, à la personne âgée, par exemple), nouvelles mais dérangeantes (techniques procréatiques notamment).

Nous pouvons le référer plus profondément à la situation de crise des appuis habituels (valeurs et structures), plus ou moins anciens mais ni reconduits, ni remplacés.

Il se rencontre donc dans les divers domaines, dans les différents lieux de vie de l'homme : l'éducation, la santé, l'économie, la politique...

Il est difficile dans tous ces lieux car il consiste dans un déplacement de la pensée, appelée à inventer, à sortir de ses catégories habituelles, de son expression convenue dans les codes notionnels éprouvés, tels que ceux de la morale, intangible mais transgressable, fondamentale mais discutable dans sa spécificité culturelle et sa dimension historique.

Dans le domaine de la santé, il nécessite une approche globale, psychologique et relationnelle, mais aussi sociale, philosophique, juridique et économique, des différentes situations de soin dans

lesquelles sont engagés les humains.
Noëlle Lenoir, présidente du Comité international de bioéthique de l'UNESCO, conclut à « la nécessité de revoir la formation médicale, de prendre en compte les défis éthiques dans le cadre de la formation continue. »[7]
Elargissons le propos à l'ensemble des soignants et des situations de soin. Mais disons aussi combien un tel déplacement est mystérieux, car non acquis par la répétition d'une pratique, l'assimilation d'une théorie.

. A la différence du déplacement symbolique qui cherche à donner du sens à ce qui est, le déplacement éthique est tourné vers le non encore advenu et le non-saisissable. Part obscure de la conscience engagée dans ce mouvement.
Martin Buber qualifie ce mouvement de « percée ».[8] Robert Misrahi parle de « conversion».[9]
Or, c'est à un tel déplacement que la pratique clinique convoque le soignant dans la réalité de la rencontre d'un homme singulier et de l'accueil de sa demande propre. Cette convocation le conduit jusqu'aux limites de l'exception, de l'absence de l'autre, hors d'état de pouvoir demander, jusqu'à la limite extrême de la mort.
Nul autre que lui n'a à s'y rendre, ni le théoricien, ni le technicien, ni le législateur, ni le juriste.
Le soignant y est engagé, sous le regard de tous, dans une action concrète de prescription, d'administration ou de manipulation - toujours de relation - initiée par une rencontre.
S'il est exigé de ce soignant de ne point juger, il lui est laissé le difficile questionnement et de la demande et de la réponse à donner dans le *hic et nunc* de cette rencontre.

---

[7] Bulletin de l'ordre des médecins,septembre 1998.
[8] M. Buber, Je et tu, Aubier-Montaigne, 1969.
[9] R. Misrahi, Qu'est-ce que l'éthique? Masson et Armand Colin, 1997.

CHAPITRE VI

LE QUESTIONNEMENT ETHIQUE

On comprend qu'un tel déplacement conduise le soignant de la compréhension d'une problématique, organique, psychosomatique, symbolique, vers un questionnement qui l'intègre et la dépasse.
Dans les différents cadres de la relation de soin, les questions fondamentales concernent l'appartenance ou la non appartenance à un cadre particulier.
Elles visent le respect ou le non-respect des règles techniques, déontologiques, juridiques, qui le gouvernent.
Elles appellent une réponse, dont nous avons dit la possible difficulté, visible dans les litiges entre soignants et soignés.
Il est fait appel, alors, à des textes stables - mais évolutifs - dont la lecture, interprétative, et l'application, conjoncturelle, sont objets de débats contradictoires.
Le cadre éthique peut apparaître comme posant des limites préalables et guidant préventivement des actions dans le champ du soin, comme dans d'autres champs (économique, social, politique...).

Le déplacement symbolique pose la question essentielle du sujet, de sa place effective ou barrée, de sa présence ou de son absence.
Il interroge le discours, questionne le symptôme.
Prise de conscience et effet de sens peuvent être entendus comme des réponses possibles, même si on les sait toujours provisoires.

Le questionnement éthique résulte du déplacement de la question inaugurale posée par le seul fait de la rencontre dans la situation particulière du soin, lorsqu'un homme a recevoir la demande, dite ou non, d'un autre homme. Quel est l'appui de cette relation initiée par cette rencontre ?
Un tel déplacement situe cet appui au- delà de celui du cadre et des contenants qui légitiment et justifient, il le porte au- delà de ce premier déplacement qualifié de symbolique pour indiquer qu'il apporte lien et sens. Il le pose dans l'irréductible absolu, irréductible à une pensée déjà ordonnée sous forme réflexive ou normative, à une pratique organisée en fonction d'une fin et de moyens. La formulation de l'interrogation du philosophe Maurice Bellet dans ses séminaires « Quel est l'appui de l'appui ? » peut être reprise ici.

Dire que cet appui est de l'ordre de ce qui en l'homme signe son humanité d'homme ne fait pas réponse, et donc clôture. C'est rappeler que l'homme a vocation à devenir autre chose que l'objet, qu'il est appelé à devenir un lieu autre que celui de l'animalité, lieu de tiraillement et de conflit entre confort et inconfort, défi et retrait, faim et satiété, peur et sécurité, même s'il est aussi dans ces lieux.
C'est affirmer que l'homme n'est pas tout entier contenu dans une théorie du sujet qui évacuerait l'acte d'évaluation de ses appuis ou le rapporterait à des mécanismes et des instances dont la genèse ne saurait être qu'un aspect d'une épigenèse infiniment plus complexe.
Peut-être est-ce cet appel à son humanité que l'homme, parfois, ressent comme ce qui en soi est plus grand que soi ?
Peut-être est-ce cette vocation qui le conduit, parfois, à considérer ses décisions et ses actions dans la conscience d'un conflit de devoirs, de la nécessité d'une option morale ?
A la problématique personnelle de l'individu face à l'existence, peut s'ajouter celle, universelle, de l'homme répondant à cet appel.

Le terme « questionnement » convient à cet élargissement de la question. En même temps sa forme sémantique le donne à entendre comme acte, même s'il met l'action en suspens. Il est mouvement et accueil des manières différentes de poser une question, jusqu'à accueillir le possible renoncement à toute question.

A la différence de la question énoncée, élaborée, qui contient les référents des réponses possibles dans son énoncé même, le questionnement est tout entier dans l'acte d'énonciation qui le soutient et le maintient ouvert.

Au contraire de la question qui appelle une réponse, il sollicite les questions, les articule, les met en résonance, les laisse en suspens.

Sinon, il conduirait à occuper un lieu de savoir et de pouvoir : savoir du bien pour l'homme, pouvoir de le prescrire, pouvoir de diriger la loi.

C'est pourquoi il ne saurait être l'affaire d'« éthiciens », possesseurs et maîtres *et* des questions *et* des réponses, occupant à ce titre on ne sait quelle fonction d'autorité.

Il ne peut qu'être l'affaire de tous ceux qui, engagés dans une pratique, ici celle du soin, la mettent en examen, l'interrogent, afin d'en faire un lieu où se déploie l'humanité de l'homme, soignant et soigné.

C'est dire que le questionnement éthique est d'abord l'affaire de chacun, qu'il naît dans la conscience d'un homme, soignant, rencontrant un autre homme, à soigner.

Il peut être provoqué par une demande de cet autre homme, nourri par les interrogations du groupe professionnel ou du collectif social.

Cependant, il ne peut prendre naissance à l'extérieur, dans un autre que soi. Il est intérieur et initié par une résonance.

On parle de délibération, de colloque intérieur, pour exprimer qu'il contient « quelque chose » qui dépasse le cadre objectif et routinier du dire ou du faire professionnel, qui excède le fonctionnement psychique habituel et fait céder « quelque chose » de l'égo.

Ainsi, après avoir reçu réponse aux questions posées par la présence de l'autre dans la relation de soin, relatives aux différentes dimensions, thérapeutique, déontologique, juridique, le soignant peut être conduit au questionnement éthique par le

déplacement et la mise en examen de ces questions.
La question de l'existence d'un cadre thérapeutique, qui légitime le soin, celle de la présence d'un sujet, qui justifie ses modalités, font place à l'interrogation.
« Si on me faisait la même chose ? », où s'entend le « moi » à l'oeuvre dans la réciprocité et la mimésis, ouvre à : « Si je faisais ainsi pour tous ? », porteur de l'appartenance à la Cité, du *vivre ensemble* fondé sur une morale et assuré par des lois.
On aperçoit le passage de la réaction du « moi », dans la symétrie mimétique et la projection qui font clôture, à l'ouverture d'un champ de questions dans lequel se croisent l'un et les autres, le je, le tu et le on, le désirable et le souhaitable, l'autorisé et le possible.

C'est ainsi que l'homme peut être conduit à interroger les critères de conformité (inclusion/exclusion), de filiation (transmission/lien), modifiés par la possibilité d'intervenir au lieu même de la différence, et donc de l'altérité, de la permanence, et donc de l'identité.
Par cette interrogation, il peut échapper à l'insupportable en le rendant envisageable, par exemple, les dysmorphies.
Par elle, il montre la butée sur une limite : limite des soins, limite de ce qui est nommé la santé, le bien-être, limite du bien pour l'homme, limite de la condition humaine.
Dès le XVIIème siècle, Descartes n'avait-il pas cru possible l'élimination de la maladie et du vieillissement grâce aux connaissances humaines?
L'homme « moderne », pour employer un terme vieillot mais toujours actuel, pourrait-il, enfin, devenir comme les dieux ?
N'est ce pas ce que donnent à entendre les avancées actuelles de la science qui annoncent l'homme sans la mort, l'homme sans l'autre?

Un tel questionnement n'est donc pas de nature résiduelle : ce qui reste après les réponses aux problèmes posés dans le champ technique du soin, psychologique du sujet, déontologique du code professionnel, juridique du code social. Il résulte davantage de la mise en tension des réponses élaborées dans ces champs là.
Le questionnement éthique proposé ici consiste :

- à interroger ces différentes questions et les réponses qui leur sont données dans le champ du soin,

- à interroger leurs manques et leurs silences,

- à les articuler avec ce qui, dans notre conscience, pose la question de l'humanité en l'homme, question à jamais ouverte d'un chemin possible, de ce qui peut faire direction ou impasse.

Cette conscience peut être qualifiée d'inquiète pour exprimer son éveil, pas son doute. Douter - comme être sûr - de soi est une coquetterie de l'égo. Douter de l'homme serait trop grave.

Le questionnement éthique se situe précisément entre doute et certitude.

Dans cet espace, il ne suffit pas de penser que l'autre, en tant que sujet, est porteur de sens. Il y a penser que l'autre, en tant qu'humain, est doté de conscience, capable de réflexion et de jugement sur les actions dans lesquelles il est engagé, aussi bien comme soignant que comme soigné.

Situer ainsi le questionnement éthique conduit à poser de nouveau, mais autrement, la question du rapport à l'autre et celle du rapport à l'action.

La première ouvre la voie à une approche de l'homme dans sa dimension éthique de sujet, au-delà de sa dimension relationnelle psychologique, symbolique.

La seconde est au fondement même de l'éthique, conscience réflexive de l'expérience concrète, ici constituée par celle d'une pratique de soin.

C'est bien ce qui apparaît dans les colloques et publications de soignants, médecins, infirmiers et « psy ». Chacun, dans sa place de clinicien, est porteur d'une interrogation spécifique, touchant un type de problème particulier rencontré sur le terrain.

L'écoute ou la lecture de ces apports conduit à constater l'étendue et l'extrême diversité du questionnement éthique de la pratique du soin, comme le fait J. Bernard dans la préface de l'ouvrage collectif « Ethique et pratique médicale ».[1]

Le sommaire de l'ouvrage témoigne de l'implication très étroite

---

[1] Ethique et pratique médicale, Dossiers de l'Assistance publique- Hôpitaux de Paris, Doin,1995.

des deux versants de ce questionnement :

- Ethique du sujet dans sa singularité personnelle et dans son appartenance socioculturelle : malades d'âges différents (enfants, adolescents, personnes âgées), de différentes cultures et confessions (africains, témoins de Jéhovah, musulmans, orthodoxes), vivant dans des conditions médico-sociales particulières (sans domicile, en détention).

- Ethique de l'acte de soin envisagé dans son caractère vital, c'est-à-dire « lourd », immédiat ou prédictif : annonce du diagnostic (maladie grave ou handicap), dépistage (VIH, maladies génétiques transmissibles), traitement de maladies graves, greffes, soins palliatifs...

Dans tous les cas, il fait apparaître l'implication éthique du soignant dans tout ce qu'il fait et dit et qui s'inscrit dans l'ordre de la vie, individuelle et sociale, et de la mort.

C'est le soignant qui est engagé dans l'investigation, la prescription, l'application du traitement. C'est ce qu'il fait et dit qui fait effet de sens et de vérité.

C'est donc lui qui est le premier à questionner ce qui se fait et ce qui se dit dans le soin, bien avant que le soigné, l'entourage ou la Société n'y soient conduits par réflexion ou nécessité.

Le recours fréquent à la forme interrogative exprime la spécificité de l'éthique qui n'est ni rappel déontologique du devoir, ni pure spéculation philosophique, mais confrontation d'un homme, engagé dans une action exercée sur un autre homme, à ce qui advient dans cet engagement et cette action.

Ces interrogations constituent la trame des échanges et des écrits :

- « Faut-il avoir une attitude particulière vis-à-vis d'un patient d'Afrique Noire ? » se demande J. F. Pays dans l'ouvrage collectif de l'AP-HP.

- « Respecter ou soigner ? » écrit en titre L.Rene[2].

- « Le diagnostic anténatal, et après ? », « Le secret médical est-il dépassé ? », « Les éléments du corps humain : objet de commerce ? », « La lutte contre les épidémies : convaincre ou contraindre ? » figurent en tant que thèmes du 3ème congrès

[2] Respecter ou soigner? (A propos de la grève de la faim). Med. Droit 1994,6,66.

international d'éthique médicale organisé en 1991, à Paris, par l'Ordre des Médecins.
On pourrait en citer bien d'autres.
Les situations présentées peuvent être dites « sensibles » ou « délicates », confrontant le soignant à une contradiction interne à sa pratique (consentement aux gestes de soin pénibles par exemple), ou bien à la prise en compte d'éléments extérieurs, relevant de la culture de chacun, soignant et soigné (ainsi, la valeur attribuée à la virginité avant le mariage), de la loi et des dispositions réglementaires, déontologiques et administratives (respect de la volonté du soigné de refuser un soin de survie, notamment).
Elles peuvent être référées au contexte sociotechnique du soin, aux demandes nouvelles générées par l'apparition de nouveaux modes d'investigation et de traitement (procréatique, par exemple).
Face à ces situations particulières, le soignant éprouve la nécessité de repères, juridiques qui disent le droit, déontologiques, qui précisent les règles et le devoir, philosophiques qui rappellent les options de pensée concernant l'homme et la vie.[3]

Cependant, peut-on ainsi limiter le questionnement éthique? L'éthique serait-elle réservée aux cas litigieux qui excéderaient les possibilités de régulation habituelles ?
Le soignant peut-il entrer dans une dichotomie de sa pratique qui distinguerait les situations qui posent un problème éthique et celles qui n'en posent pas, même en relevant la fréquence croissante des premières ?
Proposons plutôt de considérer la nécessité toute particulière du questionnement éthique de ce qui advient dans les situations apparemment banales, où le trouble et le soin sont connus et maîtrisés, le soigné accueilli sans difficulté exceptionnelle.
Dans le quotidien de la pratique de soin, la consultation pour un trouble mineur, le geste de soin infirmier le plus simple, l'exercice rééducatif le plus élémentaire, la dimension éthique est présente dans le seul fait de la rencontre de deux humains, réunis par une

---

[3] O. Paycheng,S. Szerman, A la rencontre de l'éthique, Les fondements du questionnement éthique pour les professions médicales et paramédicales,guide pratique des textes de référence, Ed. Heures de France,1997.

menace, une perte, une souffrance et par l'idée que l'un peut aider l'autre sans le réduire à ce qu'il n'est pas, en se portant garant du maintien de l'humanité de chacun.
Questionnement tout particulièrement nécessaire pour éviter cette éclipse de la conscience que l'on nomme « bonne conscience » et qui peut tout justifier.

Colloques et publications, avons nous observé, conduisent les différents types de soignants à évoquer leurs interrogations, dire leurs difficultés, le cheminement de leur questionnement de ce qui advient dans leur champ spécifique d'activité. Ainsi, dans l'ouvrage collectif de l'AP-HP, cité supra, les soignants infirmiers d'un service d'oncologie-hématologie peuvent-ils rapporter la spécificité de leur questionnement éthique, notamment concernant les demandes d'information du malade. Par ailleurs, le médecin de ce type de service peut faire état du sien propre sur le problème de l'annonce du diagnostic.
Cependant, on comprend que ces questionnements ne peuvent demeurer séparés. Pour l'homme malade, dont l'humanité n'est pas partageable, investigations, diagnostic, prescription et gestes de traitement, médicaux, infirmiers ou rééducatifs forment un seul et même ensemble, ils sont réunis par le dénominateur puissant de la souffrance et de la peur. Peur de souffrir, peur de mourir. Peur de ne plus pouvoir être humain parmi les humains.
C'est pourquoi, au-delà des spécificités revendiquées par les différents soignants, le questionnement éthique est le lieu privilégié du partage et de l'échange entre les différents spécialistes du soin.
Il serait regrettable que les clivages structuraux et les hiérarchies administratives gênent ce questionnement à plusieurs voix, à situer hors des enjeux de pouvoir qui obèrent trop souvent les relations entre les soignants.

CHAPITRE VII

L'ETHIQUE DU SUJET

Etre sujet

Nous avons vu le patient accueilli, par le soignant, dans sa qualité de sujet, potentiel sinon effectif.

Cela suffit-il ? Une telle qualité peut-elle être posée dans la relation de soin comme un concept opératoire tiré d'une théorie du sujet centrée sur sa genèse, son émergence, son advenue, plutôt que sur l'actualité de son fonctionnement, sur son engagement dans une pratique, une action?

Rejoignant les données théoriques, l'expérience même de la relation de soin conduit à entendre que cette qualité ne peut qu'être reçue de l'Autre, dans le manque et la reconnaissance attestée par le respect, dans « l'inter-dit » partagé et assumé par chacun.

Encore faut-il que cet autre, soignant, puisse se poser dans sa place de sujet et fonctionner comme tel. Seul un sujet peut accueillir un autre sujet.

S'il y a des catégories de personnes, il n'y a pas de catégories de sujets.

Etre sujet ne qualifie pas seulement le faire et le dire du soigné. Etre sujet concerne le soignant.

Le soin convoque le soignant à la réalisation, à ce que V. Jankélévitch appelait « l'effectivité », pas seulement à l'intention, encore moins à la mise en oeuvre d'un présupposé.

Propositions interrogées par le questionnement éthique :

Quelle est cette exigence d'un soignant qui devrait être sujet lui-même ?
Elle n'est pas d'ordre technique : la qualité du geste de soin est liée à celle de son apprentissage. Seule, la formation vaut.
Elle ne relève pas davantage du code de déontologie qui n'en fait pas mention obligatoire. Seules, les règles comptent.
L'analyse ou la psychothérapie personnelle préalable est présentée comme nécessaire pour le soignant « psy », est conseillée pour les autres, sans référence explicite à des raisons éthiques. En tant que condition même du soin ou facilitation relationnelle, elle est, avant tout, d'ordre pragmatique.
Le psychanalyste peut échapper à cette interrogation en considérant que la cure analytique n'est pas un soin donné, que l'analyste n'est pas soignant, l'analysant n'est pas soigné, en pointant la forme verbale active et non passive affectée à ce dernier.
Il peut considérer la question éthique autrement, au plan théorique, par exemple, à la manière de S. Freud posant l'éthique dans le rapport de l'homme à la vérité.[1]

En quoi pourrait consister cette qualité de sujet assumée et mise en oeuvre par le soignant?
Dans la relation engagée par le soin, acceptée par le soignant et le soigné, être sujet ne saurait être de l'ordre de l'identification ou de la symétrie. Au plan thérapeutique comme au plan symbolique, leur position est très différente.
Le soignant, somaticien ou psychothérapeute, est dans une position ambivalente, si possible non ambiguë :

- En tant que soignant, il a la charge d'objectiver le trouble afin de le rendre soignable, en même temps qu'il doit éviter de considérer le patient comme objet de soin, à manipuler, à observer.
- En tant que spécialiste du soin donné, il a la compétence qui qualifie le faire, et non le pouvoir, qualificatif de la relation.

Position parfois impossible à tenir dans le champ strictement

---

[1] S. Freud, Moïse et le monothéisme, Gallimard, 1948. C.f; également J. Lacan, Le séminaire, L'éthique de la psychanalyse, Seuil,.1986.

thérapeutique, non exigée dans le cadre déontologique.
De même, dans une relation centrée sur le patient considéré comme sujet, le silence de l'analyste, les techniques relationnelles non directives, la reformulation rogérienne par exemple, peuvent devenir, à l'insu même des protagonistes, un outil de manipulation très efficace.
Le soignant éprouve vite que l'approbation inconditionnelle et la neutralité bienveillante qui font de la relation de soin le lieu où le jugement n'est pas l'objet d'un jugement, signifient la mise entre parenthèses de sa personne, non de sa qualité de sujet.
Le consentement, même dit éclairé, du soigné peut conduire à éviter le débat en clôturant la question par un « oui » qui n'en évacue pas nécessairement la dimension problématique.
Le repli sur le savoir et les défenses psychologiques ont été évoqués supra. Ils ne sont pas à traiter légèrement, ni à juger. Seule une raison forte et profonde les génère.
Est-ce la peur ? Est-ce le manque de confiance dans cet insaisissable de soi-même que nous appelons notre humanité d'homme? Est-ce l'enjeu pressenti ?
Derrière la superbe ou l'indifférence apparente, la peur et le doute?

La théorie moderne du sujet le dit enfoui, recouvert, et, le plus souvent, absent. La théorie psychanalytique ou psychothérapeutique le dit restauré, mais toujours problématique, « non garanti ».
D'autre part, la bonne volonté, le désir sincère d'agir « dans les règles » ne peuvent pas être systématiquement et constamment déniés au soignant.

Le questionnement éthique apparaît là où la théorie trouve sa limite, où la pratique échappe au contrôle, contredisant le discours, où les codes convenus sont inopérants.
Toute théorie de connaissance de l'homme subvertit l'être du sujet en objet, soit en inversant la position de l'être (Descartes, Leibniz), soit à travers une nouvelle position de l'homme (Nietzsche).
Le questionnement éthique vise ce qui en l'homme est irréductible à toute objectivation et ouvre à la résonance. L'éthique du sujet y

est exigence et appel.

La théorie psychanalytique pose le savoir sur l'homme dans un monde fait de mécanismes, pour l'essentiel, inconscients. L'homme y est déterminé par des éléments qu'il ignore, des forces qu'il ne contrôle pas, des lois qui lui échappent.
Ainsi, pour Freud, le conscient est assimilé au perceptif, l'inconscient qualifie le « lieu psychique » où s'originent les contenus, les mécanismes et l'énergie à l'oeuvre chez le sujet (J. Laplanche, JB. Pontalis, op. cit. p.198.).
J. Lacan définit le désir comme « ce point problématique où le sujet répond à un appel de l'être sous une forme opaque, après qu'iln'ait pu dire ce qu'il souhaite ni ce qu'il veut. »[2]

D'autres théories ont dit l'homme déterminé par les effets de structure socio-éco-historique.
Mais, précisément, l'homme n'est pas réduit à subir ces déterminations.
Il les pose dans le champ de sa conscience comme objets de réflexion, d'analyse, d'étude.
Il les questionne, et ce questionnement, en même temps qu'il assure sa liberté, apporte une autre dimension à sa réflexion, celle de la valeur humaine de ce qu'il produit.
« Les hommes ne se croient libres qu'à cause qu'ils ont conscience de leurs actions et non pas des causes qui les déterminent. » écrivait Spinoza dans la partie III de l'Ethique, avant d'intituler la partie V : « De la puissance de l'entendement ou de la liberté humaine », posant l'éthique non contre le mal mais contre la servitude.

C'est cette conscience réflexive qui en fait un sujet, radicalement autre que le produit de ses déterminations, qui ne sont que des conditions et non un destin.
C'est elle qui le conduit à penser la valeur de ce qui est dit et/ou fait dans les relations entre les hommes.

---

[2] J. Lacan, Le désir et son interprétation, séminaires, 1958-59. Compte-rendu de J.P. Pontalis in Bulletin de psychologie, 05.01.60 et 20.01.60.

Si l'homme n'est pas assujetti au déterminisme de la nature ou de son histoire, il a besoin d'un fondement pour son action, soit la morale, règles prescrites à mettre en pratique, soit l'éthique, pensée sur la pratique.
C'est elle qui engage tout particulièrement le soignant dans le difficile discernement entre «les fatalités modifiables - freiner le délabrement physique, prolonger l'existence - et les fatalités inexorables, la finitude et la mort.»[3]
Si les premières s'inscrivent dans le droit fil de sa vocation de soignant, les secondes sont présentes dans le quotidien de sa pratique, en filigrane toujours, en pleine conscience souvent, dans l'extrême difficulté parfois.

Les relations de soin peuvent être construites sur le modèle de l'action manipulatrice d'un homme sur un autre homme, constitué en objet, même s'il n'est pas dit ou pensé comme tel. Elles peuvent être considérées à partir des forces biopsychologiques internes de chacun, des forces sociales externes, anonymes et puissantes.
L'homme peut les entendre comme un événement survenu entre deux personnes dotées de conscience, hors du savoir scientifique ou social, provoqué par la rencontre, dans l'immédiateté de la présence.
C'est ce que M. Buber appelle la relation réciproque, fondatrice de chacun en tant que sujet, en tant que Je.
Parler d'éthique du sujet ne vise donc pas seulement la conscience de chacun, passée au crible de ses déterminations, mais l'entre-deux et la réciprocité qui les relie en les constituant à la fois libres et responsables.

Le « bon pour la vie » et le « bien pour l'homme »

Valeur psychologique et valeur éthique ne sont ni opposables, au nom d'une morale ascétique, ni superposables, dans une vision hiérarchique, ni réductibles l'une à l'autre.

---

[3] P. Bruckner, La tentation de l'innocence, Grasset, 1995, p. 105- 106.

La première est de l'ordre du « bon pour la vie », la seconde est référée au « bien pour l'homme ».
Dès sa naissance, l'homme est confronté à la nécessité vitale et à la menace vitale. Le « bon pour la vie » est constitué, au niveau physiologique, par les fonctions somatiques qui, dès le début de la vie, prennent une valeur relationnelle et affective, humanisante, inscrivent les forces au service de la vie au plan psychique.
Tout ce que le sujet, plus tard, se représentera comme « bon pour la vie », résultera de cette inscription.
On comprend que ce « bon pour la vie » soit le lieu des défenses, qu'il soit le champ du soin.
Pour le soignant, il est devenu choix professionnel, dans une inscription interindividuelle et sociale.

Ainsi, la douleur et la souffrance. Le soignant est celui qui accepte de se mettre en position d'être capable de comprendre et de soulager un sujet souffrant, exclu de ce « bon pour la vie » qu'il continue de croire possible.
Il accueille cette souffrance comme un signe, avons nous dit, pour, aussitôt, tenter de la supprimer, puisque devenue inutile. Inutile et gênante car elle obère le soin et fait perdurer la plainte. Analgésiques et antalgiques, bien que nécessaires, ne sont pas toujours suffisants.
L'échange fait circuler une parole porteuse de la symbolisation de ce qui est vécu, ressenti, de la tension exprimée par le cri et les larmes, dite par les mots : élancements, brûlures, raideurs... peurs et angoisse.
Par sa demande, le sujet espère l'écoute et le partage, mais, également, il appelle une réponse parlée, pas seulement agie.

Sur quel appui poser le discours ? Celui du bien ? Quel bien ?

- Le Bien majuscule, défini de manière unique et exclusive, absolu et abstrait, celui de la morale, opposé au Mal, lui aussi absolutisé ?
- Le bien possessif, le bien de l'autre, souvent contenu dans le discours parental : « C'est pour ton bien... », entendu dans tout discours d'autorité dans le champ social, dans celui du soin ?

- Le « bien-pour-l'homme », indissociable et relatif, non à un homme, mais à tout homme, dans son humanité d'homme ?

L'éthique à Nicomaque nous invite à nous interroger sur les formes à donner à l'action afin qu'elle soit spécifiquement humaine, c'est-à-dire pour qu'elle s'inscrive dans le sens et la destination de l'existence humaine. Pour Aristote, l'éthique consiste précisément dans la recherche de ce « bien-pour-l'homme », le « souverain bien », autonome, fin en soi, et non dans l'absolu inaccessible platonicien.
L'histoire de l'éthique, inséparable de celle de la philosophie, montrerait les directions prises et les chemins suivis par cette recherche : ceux, dits eudémonistes, du plaisir et de la joie de vivre menant à la félicité et au bonheur, ceux des exigences de la raison, ou encore ceux qui passent par le renoncement au désir.

Dans la pratique du soin, l'interrogation éthique rencontre ce « bien-pour-l'homme » qui pose la question de l'humain en l'homme, en tout homme rencontré, quel que soit son âge et son état, quels que soient les déterminants de son dire et de son faire. Nous verrons plus loin ce « bien pour l'homme » en suspens, dans la tension et le conflit, par exemple : est-ce le bien de l'adulte engagé dans un désir d'enfant ou celui de l'enfant, objet de ce désir, promis à l'amour du parent désirant ?

Notre modernité nous écarte d'une éthique du Bien qui ne ferait pas place à la dimension de la singularité.
Plus encore, elle nous déboute de renvoyer à la « souffrance morale ». Libérés des dieux, nous croyons savoir la loi inconditionnelle et aléatoire. Le vertueux peut se sentir mal alors que le méchant se sent bien, dans l'ordinaire de la vie et non dans l'exception aristotélicienne.

Mais, alors, qui est responsable ? Qui est responsable de la souffrance devant l'enfant « mal né », de celle, redoublée, devant l'enfant mort du fait du soin même de la maladie qui le frappait ?
Cela ne peut être que toi le soignant ou moi le souffrant.
Comme l'exprimait Ph. Julien : « C'est une question de justice : à

tout malheur, un responsable - à tout responsable, une dette de souffrance. »[3]

C'est dire que l'appui du Bien et le discours qui s'en réclame méritent examen.

La psychanalyse les dit reçus précocement d'un autre, sous la forme d'une notion surmoïque, d'abord maternelle, dans la fusion, ensuite paternelle, dans la différenciation par une parole tierce.

Dans notre Société, le dit paternel du bien se veut fondateur et irrécusable.

Il nourrit un questionnement sur les moyens, non sur les fins.

On le retrouve dans différents discours, politique, économique, religieux, médical.

Dans ces discours, celui qui occupe la position paternelle indique le bien à accomplir, y conduit, par persuasion ou autorité.

Il se présente comme modèle à réaliser, et non - innocemment ou cyniquement, en tout cas prudemment - comme exemple à imiter.

Freud s'est effrayé du poids de ce Surmoi dans « Malaise dans la civilisation » : La voix du Surmoi [4] « se comporte avec d'autant plus de sévérité et manifeste une méfiance d'autant plus grande que le sujet est plus vertueux. »[5]

En effet, on ne peut que frémir de la férocité du Surmoi qui pèse tout : le dit, le fait et même le pensé, qui ajoute la culpabilité à la difficulté, au trouble, à la souffrance.

Ce discours qui fait de la loi du Surmoi la loi de l'homme, son appui pour assurer le « bon pour la vie », conduit à l'exaltation du moi, à la non-parole du sujet, comme le remarque Ph. Julien, qui propose « un discours éthique qui ne se contente pas de dire le bien ou la loi », et qu'il appelle « *bien-dire* », l'originant dans la part d'inconnu du désir de l'Autre. [6]

---

[3] Colloque «Intolérable souffrance ». Montpellier. Mars 1995. Cahier n°9. SCEJI. Centre St Guilhem. Rue Montels.34000. Montpellier.

[4] «Voix d'abord, c'est-à-dire vocale, et sans plus d'autorité que d'être la grosse voix. »Lacan, Ecrits, p. 684.

[5] S.Freud, Malaise dans la civilisation, Puf, p. 82.

Lois du sujet et lois de l'homme

Plus encore, quel est l'appui de cette loi, multipliée à l'infini et jamais suffisamment respectée, transgressée par ceux-là mêmes qui la disent ?
Quelle est la loi de la loi ? C'est la « question sans fin » de C. Castoriadis.
Faute de répondre, peut-être pouvons nous tenter de discerner.
« C'est peut-être l'affaire d'une vie de passer de la loi qui nous tient à la loi qui nous fonde. » écrit M. Balmary. [7]
Il y a lieu, ici, de distinguer :

- La loi juridique qui sépare le légal et l'illégal. Ainsi, tuer est illégal, sauf cas d'espèce (légitime défense, par exemple).
- La loi du Surmoi qui prétend gérer le désir par les obligations et les interdits : « il ne faut pas désirer tuer ».
- La loi prophétique qui dit ce que l'homme fera, une fois advenu à son humanité d'homme. Ainsi : « tu ne tueras pas ».

Loi fondatrice, aussi, car elle donne accès à la vie humaine.
Dans laquelle de ces lois le clinicien se trouve-t-il quand il entend une demande d'interruption de grossesse, adressée à lui-même ou à un autre soignant, non par désir de tuer, mais par nécessité, rationnelle ou non, souvent exprimée, contradictoire-ment, au nom de la vie ? Est-il dans la loi qui juge, ou dans celle qui fait accéder à la parole ? Est-ce la loi qu'il montre, ou l'horizon de la loi ?
De nombreux récits bibliques reprennent de façon récurrente ce thème de la loi exécutée mais non accomplie, appelant à son accomplissement, qui n'est pas son abolition. Ils peuvent être entendus comme appels à la conscience face à la loi.
La loi est contingente, reliée au moment où elle est prononcée. Ce moment est celui de la violence.
La loi est une digue, séparation entre l'homme et un autre homme. C'est pourquoi s'il n'y a rien d'autre que la loi, elle risque fort d'être défaite.
Dans sa contingence et son imperfection se disent à la fois une impossibilité atteinte, la nécessité d'un arrêt, et un « pas encore », un inachèvement.

---

[7] M. Balmary, Les Lois de l'Homme, Etudes, juillet-août 1991, p. 51.

Ainsi, la loi du sabbat, faite pour l'homme, pour qu'il s'accomplisse dans son humanité d'homme et non pour l'assujettir ou l'abaisser. « Je vous demande s'il est permis le jour du sabbat de faire le bien ou de faire le mal, de sauver une vie ou de la perdre. »[8]
Un homme est raconté comme celui qui tint ce discours aux hommes, qui en appela à leur conscience.

Par la transgression, l'homme se met « hors la loi », s'exclut de la communauté humaine, au moins ponctuellement. En interrogeant la loi, il se pose en tant que sujet de la loi faite pour l'homme et non contre lui.
Ce qui se donne à voir et à entendre dans la pratique clinique est de l'ordre de l'exception, c'est-à-dire des conditions dans lesquelles la transgression de la loi peut être acceptée, *dans la loi*. La transgression n'y est pas volonté délibérée, mais nécessité.

Dire que le pouvoir de la loi repose sur un libre consentement rappelle l'idée forte du Contrat Social du XVIIème siècle. Ce contrat ne peut être de pure forme. Il s'appuie sur l'expérience que chaque conscience peut faire de sa capacité constitutive.
La libre adhésion exprime la conviction partagée d'un pouvoir de tous et non de quelques légistes, d'un pouvoir d'agir ensemble, au sens où Hannah Arendt parle de « pouvoir concerté »,[9] même s'il est recouvert, invisible.
C'est pourquoi l'adhésion libre à l'autorité de la loi ne peut être qu'« intérieure et réflexive » (R. Misrahi).
On comprend que l'éthique n'est pas de l'ordre de la promulgation de la loi, mais de la question qui appelle la loi, l'interpelle dans ses aspects différents, la met en résonance et en tension avec le désir, avec le droit.
C'est pourquoi le questionnement éthique n'est pas clos par la loi, même quand il l'inspire.
Ce questionnement est difficile et coûteux, la tentation est grande

---

[8] Luc, 6,9
[9] H. Arendt,La condition de l'homme moderne,Agora Presses Pocket,1988.

d'y échapper en remplaçant la loi par le droit - droit à l'enfant, par exemple - et par le contrat, duel et conjoncturel, « souple au désir », selon l'expression de M. Balmary. (Les Lois de l'Homme, op. cit. p.46)
La contractualisation croissante de la relation de soin, sur le modèle évoqué supra, semble prendre ce chemin là. Or, le contrat ne légitime pas le sujet dans une relation réduite à deux. Il intervient comme tiers assurant la liberté morale, sinon pratique, de chacun des contractants.
C'est ce qu'on trouve chez Rousseau, avec le Contrat social évoqué supra comme fondement de la légitimité de l'autorité, chez H.T. Engelhardt, sous la forme de la négociation entre égaux constitutive d'une éthique à la fois autonome et pluraliste.[10]
Rappelons que le Code de Déontologie médicale est édicté par le Conseil d'Etat. La pratique médicale ne relève pas d'un agrément personnel, mais de l'autorisation de la loi.
La loi qui légitime nos actes ne fonctionne pas à partir d'un consensus sur des droits communs, mais sur l'assomption de tensions, de contradictions entre ces droits.
Elle ne saurait davantage prendre appui sur la science, sauf à tout mélanger, comme le montre l'intervention des experts scientifiques dans les problèmes relatifs à la filiation.
C'est dire que cette légitimité est toujours à repenser.

Sujet psychologique et sujet éthique

Cependant, c'est entre un soignant et un soigné, et non dans l'abstraction philosophique ou la fiction juridique que se pose la question de la valeur du dit et du fait.
L'éthique du sujet renvoie donc à la question première, rappelée par Eliane Amado Levy Valensy dans le champ psychologique : « Qui parle à qui ? » [11]
Cependant, elle la pose autrement :

[10] The foundations of bioethics, New York, Oxford Un. Pr., 1986. 398p.
[11] E. Amado Levy-Valensi, La névrose plurielle, Aubier, Collection La psychanalyse prise au mot, 1992.

1- Le sujet est moins envisagé dans ce qu'il est que dans ce qu'il a être, rendu possible par la liberté et la promesse d'avoir à être.

2- Ce sujet appelé à être n'y est pas objet d'identification ou d'empathie, mais interrogation, sans autre objet que la réalisation de cette promesse pour chacun.

C'est dire que la question : « qu'est-ce-qui me pousse à regarder l'Autre? » n'y est pas de l'ordre de la pulsion scopique ou de la physiognomonie. Elle n'est pas seulement à situer dans les arcanes de mon désir croisé avec celui d'un autre. L'interrogation de chacun en tant que sujet désirant par le regard de l'autre n'y est pas que rappel de la spécularité, rappel de l'impossibilité d'une parole tout-à-fait fidèle, tout-à-fait sincère, du barrage de la conscience, jamais connue; inaccessible pour l'essentiel.
Si l'homme veut le « bien pour l'homme » dans le prolongement de désirer le « bon pour la vie », alors, il risque de préférer l'égo à l'alter égo.
La relation de soin n'est-elle pas le paradigme de la relation dans laquelle il est conduit à la préférence inverse ?
Le soignant s'y investit en tant que sujet psychologique avec ses objectifs propres constitués par ce qui est « bon pour la vie » : la reconnaissance, l'amour...
En tant que sujet éthique, il s'y déploie sans attente de l'autre, sans attente de réciprocité. « La réciproque, c'est *son* affaire. » répondait Emmanuel Lévinas à la question de Philippe Nemo: « Mais autrui n'est-il pas aussi responsable à mon égard ? [12] ».
La responsabilité pour autrui dont parle E. Lévinas est-elle ce « bien pour l'homme » dont il est question ici ?
Le visage de l'autre n'est pas simplement un autre que moi, je peux y sentir un absolu, absolu de l'Altérité irréductible, absolu de ce qui est nommé, ici, l'humanité de l'homme, sensible en chacun.
Le sujet n'est pas une abstraction. Il est un corps. Il est un visage donné à « dévisager» au soignant. Ce visage n'est pas seulement porteur de la singularité des traits, comme le serait une image qu'on ferait parler.

---

[12] E. Lévinas, Ethique et infini., Fayard, 1982, p.95.

Il est à la fois « chair et sens ». (R. Misrahi).
On connaît le long développement qu' E. Lévinas consacre au visage dans Totalité et infini[13] , ainsi que sa reprise, plus brève, dans Ethique et infini. La situation de face à face lui paraît induire une relation au visage qui déborde le cadre de la fonction cognitive, perceptive. « Je pense plutôt que l'accès au visage est d'emblée éthique. » (Ethique et infini. p.79).
L'essentiel n'est pas dans les traits singuliers, il n'est pas contenu car pas contenable.
Il est constitué à la fois par l'extrême dénuement, la révélation et l'impérativité :

- Dans sa nudité, le visage n'est pas porteur d'une signification référable à un système social ou à un savoir, sauf à le vouloir à tout prix, à la manière des typologies morphologiques, par exemple.
- Ce qu'il porte est de l'ordre de la révélation : révélation d'un dépassement, d'une « disproportion entre l'acte et ce à quoi l'acte fait accéder. » (Ethique et infini, p.86), de la présence de l'Infini dans un acte fini, dans lesquels E. Lévinas voit l'accès à l'idée de Dieu, à la manière cartésienne.
- C'est pourquoi, son « dire » - et non le « dit » du discours - est impératif. On peut rapprocher la distinction lévinassienne entre le « dit » et le « dire » de celle proposée supra entre l'énoncé et l'énonciation, en observant, toutefois, que « dire » c'est répondre : « répondre à », et, plus encore, « répondre de ». Le visage dit l'interdit du meurtre, l'impérativité du don, la nécessité du devoir et la responsabilité d'autrui. Il porte injonction plus encore que relation.

Dans le soin, l'homme blessé peut être conduit à exposer son corps tout entier comme un visage, dans le même dénuement, jusqu'à l'intime. Réduit à son regard, c'est dans le regard du soignant qu'il cherche à rester dans l'ordre de l'humain.
Le regard avant la parole. Le regard qui peut annuler le discours. Le regard comme toucher. On peut parler de tact à propos de ce regard là. La réciprocité s'y ancre. Le regard échangé, pas

[13] E. Lévinas,Totalité et infini, Essai sur l'extériorité, Nijhoff., La Haye,1974.

seulement croisé, signe la présence, la permanence, la persistance de l'humain en l'homme, quel que soit son état, quels que soient les gestes et les actes nécessaires, les atteintes corporelles nécessitées.
Si ces actes et ces atteintes font violence, il appartient au soignant d'éviter la violence inutile, de ne pas la redoubler par légèreté ou indifférence.

Le contrat médical fonde en droit l'autorisation d'intervenir sur et dans le corps, qui est chair pour le soigné, intime et fragile. Il l'autorise à franchir les limites et les défenses de la pudeur, avec le consentement du soigné, dit-on. Mais le consentement au soin permet-il tout, c'est-à-dire n'importe quoi ?
Tout soin donné est porteur de cette problématique, dès le commencement de la vie, dès la naissance. Il l'est, ensuite, dans les situations où le soigné se trouve dans l'incapacité d'agir et/ou de sentir, comme exclu de son corps.
L'inhibition de l'action dans laquelle le soigné est pris ajoute à la dissymétrie des positions. L'un est actif, dit soignant, l'autre passif, le soigné, dit très justement « patient ». Ce dernier subit doublement : la souffrance du mal qui le touche et l'action de celui qui le soigne.

On comprend que seule la parole, celle, d'abord, du récit, puis celle de l'échange puisse rendre au soigné le pouvoir d'agir. Mais quand cette parole n'est pas possible?
Dans le récit de madame S, qui souffre d'un algodystrophie sévère, la violence de l'événement accidentel qui fit fracture dans son corps occupe moins de place que celle de sa prise en charge hospitalière et de sa réparation. Elle dit les mots entendus, les gestes subis, par son corps localement anesthésié, par sa conscience vigile modérément atténuée. Elle dit sa difficulté d'humain et non sa seule vulnérabilité psychique, à laquelle le discours des soignants, somaticiens et « psy », la renvoie.
Madame S est adulte, elle peut parler, après-coup. Pour elle, dire la violence permet d'en sortir. Mais que peut dire le nourrisson pris dans la violence d'un geste nécessaire, une paracentèse, réalisée sans anesthésie, par exemple ?

L'humanité de l'homme ne se mesure ni à son âge, ni à son statut social.
De la violence subie dans le soin, comme dans toute autre forme, il restera quelque chose, un coût à payer, comme le sociologue Pierre Bourdieu le montre dans le champ social en parlant de la *loi de la conservation de la violence.*

Même la « perte de conscience » du soigné ne signifie pas l'abolition de son humanité. Elle la confie au soignant.
Ainsi, le soignant est garant de l'humanité maintenue du corps dénudé, de la conscience diminuée.
Le soignant américain est particulièrement précautionneux face à ce dénuement du corps à soigner. On peut mettre cette attitude au compte du puritanisme ou des restes de la pudibonderie victorienne. Le soigné dit la vivre comme protection et respect. Le soin est donné sans restriction, au contraire de ce que font les intégrismes, mais sans effraction inutile.
Un récit biblique nous dit la nudité du corps du père, endormi, saisie par un fils et son recouvrement assuré par les autres. Dans la polysémie de ce texte, retenons la nécessité d'un voile sur l'intime, ce lieu du corps où se joue quelque chose du mystère de notre origine. Pointons, au moins, au-delà même de son consentement - car nous savons que l'homme blessé consent à tout - l'impérativité du respect.
Ce récit, comme bien d'autres, contient un enseignement qui rejoint la réflexion éthique : on peut faire ce que l'on veut mais on ne peut pas faire qu'il n'y ait pas de conséquences. C'est toute le différence entre culpabilité et responsabilité.

Tout soignant, dans sa qualité de sujet, c'est-à-dire en première personne, est, ainsi, appelé à accueillir l'autre et à assumer, par lui, sa responsabilité d'humain.
La rupture entre champ psychologique et champ éthique s'opère dans le passage de la contingence à l'universalité de l'autre accueilli pour être soigné.
Cet accueil situe le soignant au-delà de la singularité de la personne avec laquelle, en tant que sujet psychologique, il compose, entre dans le jeu du désir, et dont, parfois, il se défend.

Sinon, sa disponibilité ne serait qu'apparente, épisodique et coûteuse pour le soigné.
L'autre, ici, n'est pas « scandale » au sens sartrien. Il est ce par quoi, face à la souffrance donnée à entendre, à la détérioration donnée à voir, à la menace posée sur la vie, à l'entrevue de la mort, l'homme peut être convoqué à accueillir son humanité même.
Scandale est plutôt à entendre à la manière de R. Girard[14] dans son étymologie grecque, « skandalon », obstacle à l'accueil, à traverser.

La nécessité de penser la rencontre de l'homme souffrant dans cette dimension universelle d'humanité, et pas seulement dans celle de la relation et des mécanismes psychologiques qui la constituent, conduit également au delà du champ du sujet de droit du discours juridique.
Il n'y a pas de loi qui puisse l'imposer. Aucune loi ne me fera considérer un embryon autrement que comme un amas de cellules si je n'y vois une promesse d'humanité qui est, en soi, déjà, humanité.
La pression psychologique des forces inconscientes, celle de l'obligation déontologique ou de la contrainte légale peuvent déterminer des actes soumis, non des actes libres, c'est-à-dire éthiques. Car la liberté ne peut être qu'éthique. Elle n'est ni le « n'importequisme », absence du sujet, ni la toute puissance, hypertrophie de l'égo. Elle ne peut naître que du questionnement de la dualité posée devant soi, celle du Je et du Tu, fondement de la présence de l'humain.
Elle naît dans la réciprocité instituée par cette présence, étendue à toute l'humanité représentée dans le hic et nunc de la rencontre.

Ainsi, la décision de soin n'est-elle pas prise par rapport au soignant ou à l'autre, demandeur, uniquement, mais par rapport à tout Autre, absent du lieu de soin mais présent dans l'échange.
Une telle restriction fait problème. Elle interdit à deux, engagés dans un colloque singulier, d'être seuls, d'être tout.

---

[14] R Girard, Des choses cachées depuis la fondation du monde, Grasset,1978,p. 438-453.

Or, c'est bien ce qui peut être souhaité et dit dans le soin où chacun veut être le tout de l'autre, sans réserve. « Il faut tout faire », « Il a tout fait ». Pas de restriction au soin. Toute limitation extérieure est accueillie comme une intrusion dans une sphère privée.
C'est ce qui peut s'entendre dans les différentes formes et les différents moments du soin : exploratoires, curatifs, infirmiers, rééducatifs.

On comprend que le « face à face » constitue une expérience cruciale, génératrice de ce déplacement et de ce questionnement que nous avons qualifiés d'éthiques.
On comprend qu'il pose l'éthique du sujet dans le passage de l'individualisme à une dimension autre, peut-être celle qu'Emmanuel Lévinas propose, celle où « je » parle à Autrui qui me « regarde », dans les deux sens du terme (Ethique et infini, op. cit.). La question de la responsabilité vis à vis de l'Autre, évacuée du champ psychique, y est posée d'emblée comme essence de l'humanité en l'homme.
La question de l'amour de l'Autre y est conduite jusqu'à sa limite : aimer l'Autre tel qu'il est, stérile par exemple, est de l'ordre de l'acceptable dans le champ psychique, avec ou sans aide, mais l'aimer jusqu'à accepter qu'il se survive à soi-même par un tiers?
L'ambiguïté peut y être portée à son comble, dans le don d'organe, notamment.

La présence de tiers permet de ne pas faire clôture sur l'un et l'autre par le lien de la passion d'amour ou de haine.
Les tiers inclus dans la relation sont absents en tant que visages, cependant, ils ne sont pas évacuables au motif de la primauté du *hic et nunc* du colloque singulier. Ce que l'éthique interroge, c'est l'articulation entre ce lieu précis, celui de la vie douloureuse et/ou menacée, ce temps singulier de l'immédiateté, voire de l'urgence et la possibilité de son extension à d'autres « Je- ici- maintenant ».
Poser la question n'est pas répondre, ce que ferait la règle déontologique, la loi morale, avec, éventuellement, les assouplissements de l'exception, le recours à la casuistique.
C'est permettre, non la réponse, mais la médiation de la loi.
La médiation de la loi est nécessaire pour permettre le don sans

condition mais dans la loi.
Sinon, le don reçu sans la loi mais sous condition laisse la donateur maître et asservit le donataire. C'est ce que raconte le récit biblique de la genèse.
C'est ce qui s'entend dans les récits de vie, les anamnèses et catamnèses des soignants et des soignés.
L'amour ou le désir pris comme loi de l'homme l'enferme dans le cercle vicieux de la dette et de la jouissance de l'autre.
La soumission à la loi qui me fait parler me distingue de mes actes propres, assure ma naissance d'humain. Cependant, cette loi ne peut être première mais seconde, elle est à penser précédée par le don, gratuit et inépuisable qui me réfère à Autre que l'autre. (P. Beauchamp)

Au décours de l'expérience de la relation, l'autre, le « tu » devient « il » de la loi. « A nouveau, tu deviens il. », écrit Paul Célan.
Ainsi, l'entre-deux devient-il l'entre-tous.
Chaque acte individuel acquiert une portée qui dépasse l'individu, le « désindividualise », en quelque sorte. Chacun participe au Collectif dans ses activités sociales, extérieures, mais aussi dans son intériorité.
La collectivité peut être envisagée comme lieu de réalisation d'un homme, mais également comme lieu d'accomplissement de l'humain dans cet homme.
C'est ainsi qu'on peut parler de l'éthique du sujet comme de ce qui l'institue dans son unité.

Mais, en même temps, on redouble l'énigme de l'« être ensemble » à deux en la posant entre tous les hommes, dans le collectif social qui est autre que la somme de ses membres, mais où, à l'inverse, chacun est autre qu'un élément anonyme, substituable et totalement prévisible.
Parler d'éthique du sujet consiste donc dans un déplacement de Moi à Soi, poursuivi par celui de Soi à Chacun de la Société des hommes.
Ce déplacement fait passer du sentiment de compassion, de la sollicitude pour un autre, présent et souffrant, au sentiment de la justice, à l'égalité pour chacun. Autre forme de partage appelé

distribution et répartition.
Pas plus qu'au plan individuel, le questionnement éthique ne donnera de réponse univoque au plan collectif.
Il conduit à poser la problématique du soin dans l'articulation entre d'une part les conduites et les décisions à prendre dans la vie privée, celle d'un individu et de ses proches, d'autre part les décisions touchant la Santé publique. Il en est ainsi, par exemple, des questions concernant la natalité et la démographie.
On comprend que s'il ne saurait être de « maîtres à penser » en matière d'éthique, il est nécessaire de constituer une instance en charge de la réflexion et du questionnement de cet entre deux où cette problématique peut être pensée dans le croisement des options politiques, philosophiques et religieuses.
Mais on comprend aussi que, dans la relation, dans le colloque singulier qui met un homme en face d'un autre qui demande un soin, le soignant, convoqué pour sa compétence à répondre, se trouve parfois bien seul, chargé du poids d'une décision que d'autres recommandent de loin, bouc-émissaire de leurs incertitudes et de leurs contradictions.

CHAPITRE VIII

L'ETHIQUE DU SAVOIR

Savoir et clinique

Lorsque Freud écrit à Ferenczy : « Ne vous laissez pas abattre par l'insuccès dans le cas de la paranoïa de Mme Marton. Il n'y a pas là de résultat à rechercher, nous avons tous besoin de ces analyses pour parvenir enfin à la compréhension de toutes les névroses. »[1], il est dans une logique de chercheur et non de soignant, centré sur la maladie et non sur le malade. La compréhension de *toutes* les névroses importe plus que la souffrance de Mme Marton.

En même temps, il pose la problématique de la place et de la valeur du savoir dans la pratique clinique du soin.

Nous savons le lien étroit entre recherche et soin dans la pratique thérapeutique. Nous éprouvons la nécessité du savoir dans notre expérience clinique, face à la singularité, souvent déroutante, du trouble et de la souffrance rencontrés.

Parfois, ce savoir devient insupportable à porter comme à entendre, quand il est annonce de l'inacceptable ou du dommageable à venir Plutôt ne pas savoir que risquer traumatisme ou ségrégation.[2] « Primum non nocere. » Avant le savoir, le soin.

---

[1] M. Balmary. La divine origine. Dieu n'a pas créé l'homme. Grasset. 1993. p.135.

[2] C.f. les positions du mouvement anti-sciences des années 1970 à propos de la recherche en génétique humaine, ou, plus récemment, l'opposition aux études épidémiologiques sur le sida.

C'est à cause de cette présence immédiate de l'autre que nous sommes conduits à distinguer et articuler savoir et sujet, savoir et soin.

La psychanalyse nous invite à interroger ce supposé savoir, dans la traque du sens de ce qui se dit et s'élabore, dans le déplacement du manifeste au latent, dans la reconnaissance des déterminismes inconscients. Elle le fait donc apparaître intimement lié à la question même du sujet, divisé entre savoir et vérité, partagé entre doute et certitude, dans le lieu qui peut faire place au désir.

La recherche et l'organisation de ce savoir dans ce qu'il est convenu de nommer « la science » lui apparaissent à la fois à entendre comme portés par le désir du sujet et porteurs de risque. Elle pointe le risque de dérive, de ce que J. Lacan appelle « les égarements de la raison », la tentation totalitaire d'un énoncé qui clôt et piège la division symbolique du sujet.

Cela suffit-il? L'exemple freudien, celui de bien de soignants qui s'en réclament, ou prétendent s'en démarquer, autorisent à se poser la question.

Le discours de l'analyste, donné à entendre dans tous les champs des pratiques humaines, n'est pas à l'abri de la tentation qu'il dénonce si aisément chez les autres.

La théorie moderne du sujet, héritière du doute cartésien dans son soupçon, ne pose pas son impossibilité, ne veut pas sa mort, mais, précisément, déboute de toute prétention à constituer un savoir sur lui.

Un tel savoir, une « science du sujet », même soumis à l'évaluation épistémologique, ne sauraient prétendre donner *et* les moyens de l'action *et* son but.

La totalité de l'homme n'est plus dite contenue dans un savoir qui l'épuiserait.

Chaque champ scientifique construit un savoir sur l'homme à partir d'une hypothèse de travail et dans une finalité d'action propre aux outils conceptuels élaborés.

Il y a là une triple restriction : celle du point de départ, celle du but et celle des moyens.

Les différents champs construisent donc un savoir partiel : l'un vise le corps, l'autre le désir. Mais l'homme n'est pas fractionnable et son unité n'est pas que fonctionnelle. Elle est aussi à chercher dans ce non saisissable par le savoir qu'est la conscience.

Le développement de la dimension technique du cadre thérapeutique a été évoqué supra, avec, notamment, son effet de rupture entre le savoir médical de plus en plus scientifique - et donc réservé - du soignant et le savoir ordinaire de moins en moins écouté du soigné.

Dans le champ de la pratique du soin, l'observation clinique et la savoir scientifique se déploient dans deux discours différents. Dans le dialogue engagé avec Jean Pierre Changeux, Paul Ricoeur dit la difficulté, pour lui, à passer d'un discours à l'autre : « Est-ce que par la connaissance que j'ai du cerveau j'augmente la connaissance que j'ai de moi-même sans connaître quoi que ce soit de mon cerveau et simplement par la pratique de mon corps ? »[3]

Par contre, pour J. P. Changeux, la séparation est trop forte entre ces deux discours. Il estime que : « ces « dualismes sémantiques » ont eu des incidences dramatiques tant sur le mouvement des idées que sur le mode de fonctionnement de la recherche scientifique et des institutions de recherche. » (op. cit. p. 35). Il en appelle à Spinoza qui propose dans *L'éthique* « une connaissance intégrale de l'homme et de sa situation dans le monde. »

On peut penser à une autre distinction tout aussi problématique entre sciences de la vie et sciences de l'homme : que pourrait être la vie de l'homme sans l'homme ?

Nous avons vu, supra, l'approche clinique constituée à partir du symptôme et du signe, le premier produit par le patient, le second par le soignant. Qu'ils soient donnés par les sens ou construits par la pensée, ils n'existent que par rapport à un savoir.

Or, pour le soignant, clinicien, le savoir constitué par sa pratique est hétérogène et chargé du poids de la valeur.

Son hétérogénéité tient au mélange des éléments cliniques recueillis, accumulés grâce aux expériences de soin, communiqués

[3] JP Changeux, P Ricoeur, La nature et la règle, O Jacob, 1998, p.31.

pour être partagés, et des apports spéculatifs qui les justifient, les confortent ou les contredisent. La valeur qui le connote, et, parfois, le surcharge, est contingente, relative, originée dans des présupposés culturels, des spéculations théoriques.

L'éthique exige une reconnaissance autre, celle de l'humain en l'homme, qui permet de l'accueillir sans le connaître, de le soigner sans le savoir.

La connaissance des mécanismes psychologiques peut permettre de gérer la différence, en conceptualisant l'altérité, d'accepter ce que je ne comprends pas, par empathie, à la fois vis à vis des autres et de moi-même.

Celle des processus vitaux est indispensable, même si l'on sait que fonction et dysfonctionnement sont de nature différente, que la maîtrise du second n'assure pas le contrôle de la première.

Ces connaissances nécessaires ne peuvent être considérées comme contenant la totalité de l'expérience telle qu'elle est vécue par le soigné. Sauf à partager l'illusion scientiste d'un savoir possible de cette totalité, la perte de sens est inévitable et acceptée.

L'exigence éthique est autre.

Elle appelle, au-delà de la quête du sens, à la reconnaissance de la valeur, celle de l'Autre comme la sienne propre, irréductible aux événements, aux codes socioculturels convenus dans le groupe d'appartenance, la proximité de langage et de naissance.

C'est dans la conscience de la valeur humaine de ce qui advient - dans la souffrance que cette advenue génère et dans son soin - que s'origine l'éthique.

Aucun maître, aucun savoir, nulle formation ou expérience thérapeutique ne peut la donner. Elle ne peut qu'advenir dans le déroulement de la vie, trouvée en soi dans la traversée des ruptures, des épreuves, dans l'expérience de l'injuste, de l'absurde et de l'inacceptable, qui constituent une histoire.

Epreuve est à comprendre comme passage de « tout m'est dû » (la santé), à « tout m'est enlevé » (la maladie), pour atteindre « tout m'est donné, quoiqu'il arrive ».

Advenir est à entendre dans son étymologie latine : se présenter. La prise de conscience n'en résulte pas forcément.

Valeur scientifique et valeur éthique

Il y a lieu de distinguer, ici, valeur scientifique et valeur éthique, de dire que la valeur humaine du savoir ne va pas de soi, dès lors que ce savoir est susceptible d'application, car s'ajoute, alors, la nécessité de penser ce qu'il est possible de faire.
La question éthique apparaît en suspens entre savoir et faire.
Question débattue dans le champ scientifique et technique, à poser dans celui, clinique, de l'investigation et du traitement, des moyens disponibles au chevet du malade, à son côté.
Le savoir et le faire ne peuvent y fonctionner dans une continuité linéaire. Ainsi le succès des techniques de micro-injection de spermatozoïdes (ICSI) appelle-t-il une interrogation, non seulement en raison des risques génétiques et thérapeutiques, mais bien pour des raison éthiques touchant à la procréation.
Peut-on refuser à un couple en détresse un soin que l'on sait donner au motif d'une interrogation éthique qui met le soin en suspens?
Dans ce domaine de l'humain et de sa transmission, faut-il faire parce que l'on sait faire?
C'est précisément dans le passage du savoir-faire aux conditions acceptables de sa réalisation effective que finit par se poser le problème de l'édification de règles juridiques. Ces règles ne portent que sur des conditions, elles ne dispensent pas de l'interrogation éthique de la vie, de l'humain vivant ou à naître.
De plus, comme le remarque G. David, fondateur du CECOS, dans une intervention orale, « on ne peut négliger l'effet pervers indirect du succès de l'ICSI. A la limite, elle dispense de tout effort de compréhension des mécanismes, extrêmement divers et méconnus, de l'infertilité et de l'hypofertilité masculines. »
Alors, le savoir-faire contre le savoir ?

On voit qu'en matière de soin le savoir-faire ne va pas de soi. Il peut conduire à l'élimination de l'homme, comme on l'observe avec les techniques d'investigation prénatale qui permettent d'objectiver la présence d'un risque de maladie ou de handicap pour l'homme à naître. Le savoir précoce qu'elles donnent apporte non seulement un gain de temps dans la connais-

sance de cet homme et de l'affection qui le touche, mais également la possibilité de décider de son sort.
Faute de savoir éradiquer le mal, le soignant peut être tenté d'éliminer l'homme, pour son bien et celui de tous, entourage et collectif social. Sont évocables, ici, la thalassémie, la présence d'un double Y portant risque de troubles graves du comportement ultérieurs...
Mais qui décide, de la machine ou de l'homme ? Il ne saurait être de décision touchant l'homme sans, préalablement, une pensée de l'homme, et non un projet ou un programme de fabrication qui contiendrait l'idée de réussite ou d'échec, d'acceptation ou de refus, de validation ou de rejet.

A l'opposé, l'homme souffre d'un savoir annoncé qui ne se traduit pas par un faire, un traitement efficace, qui ouvre à un espoir sans traduction concrète dans sa vie. Ainsi en est-il des informations médiatisées sur la recherche médicale concernant le cancer, le sida, les maladies génétiques...
La mobilisation obtenue par les opérations de collecte de fonds exprime cette hâte de voir avancer la science appliquée du soin.
De même, observe-t-on la difficulté, le trouble, générés par la maîtrise d'un savoir-faire qui demeure inaccessible pour beaucoup. C'est le cas des malades qui ne peuvent pas bénéficier d'une greffe d'organe indispensable, dont la technique est pourtant bien maîtrisée par les chirurgiens (80% de réussite pour la greffe du rein), faute de greffon disponible.
Le même désir est exprimé par tous, soignants et non soignants, celui d'un savoir et d'un savoir faire qui permettent de mieux soigner l'homme, de mieux répondre à ses demandes, à ses attentes.

« Tout m'est permis, mais tout ne convient pas... », a écrit et repris dans la même épître Paul de Tarse, précisant « mais moi, je ne me laisserai asservir par rien », et plus loin, « mais tout n'édifie pas ».[3]
Il nous renvoie, notamment, à la mise en ordre du désir, à la

---

[3] 1 Co **6**;12,10, 23 (TOB).

manière de l'horticulteur mettant à fruit un arbre par la taille.
Il nous invite à faire la part entre l'autorisé et le profitable, considéré, non dans l'intérêt d'un seul (10,24), mais afin de n'être « pour personne occasion de chute » (10, 32).
Il nous réfère à ce qui nous fonde et constitue notre conscience libre, en relation avec celle des autres (10,29).

On comprend le risque, les deux intégrismes possibles :

- Celui du scientiste ou du techniciste pour lequel tout ce qui est permis par la science et la technique est à mettre en oeuvre sans restriction dès lors qu'il y a une demande et la possibilité de la satisfaire. L'adéquation du progrès techno-scientifique et du besoin suffit à justifier cette mise en oeuvre, sans autre questionnement sur ce progrès.

- Celui du religieux qui interdit à la science et à la technique de remettre en question les limites du faire humain posées par les textes anciens et sacrés, porteurs d'une parole non dépassable, d'une loi non transgressable. Seul ce qui a été permis à l'homme, à son commencement, peut convenir. Le progrès est considéré comme une valeur intérieure, non comme un objectif extérieur qui relèverait d'une tentation proprement diabolique.

Dans les deux cas, permission et interdiction s'opposent au nom d'un même concept disputé, la vérité, réduite à l'utilité par les premiers, enfermée par les seconds dans une révélation indépassable, un inconnaissable absolu.

Parler d'éthique du savoir, c'est refuser de s'arrêter à la question des conditions de son application ou de sa diffusion pour poser celle de son objet.
Après la question de « l'avoir à être », vient celle de « l'avoir à savoir ».
Elle n'est pas posée en termes d'objet autorisé ou interdit. Ce qui est interrogé n'est pas la légitimité, ce que fait l'intégrisme, mais le statut de l'objet du savoir.
Faute d'une telle interrogation, ce statut peut devenir exorbitant, le Savoir peut prendre la place des dieux, devenir objet d'idolâtrie.

Risque mortel, comme l'écrit M. Balmary : « [L'idolâtrie]... Elle a lieu partout où le bien conduit à la mort. » (Le sacrifice interdit, op cit. p. 111)

La remise en cause d'un savoir constitué est, selon l'expression de Marc Alain Ouaknin, « un combat d'arrière garde », celle de sa poursuite, ajoute-t-il, « un pari perdu. » [4]
Le moratoire d'Azilomar, en 1974 a montré cette impossibilité. L'homme ne peut pas arrêter la quête de connaissance constitutive du projet humain, sauf à renoncer à soi, dans la méfiance et le soupçon.
Comme l'écrit J.P.Changeux : « La prise en compte immédiate du progrès des connaissances biologiques et médicales est un devoir moral de première nécessité : la science est là pour aider l'homme à survivre et à mieux vivre. » (op. cit. p. 290)
Prendre en compte n'est pas appliquer dans une immédiateté pressée.
Interroger n'est pas refuser. Le droit, le devoir de savoir, ne sont, depuis Aristote, ni récusés ni acceptés tels quels comme impératifs moraux.
On peut même avancer que le savoir de l'homme sur le monde, sur la matière et sur lui-même est à respecter, en le considérant comme une des manifestations de l'humanité de l'homme, de ce que l'on appelle le « génie humain ».
C'est la destination de ce savoir qui peut le disqualifier de ce point de vue et qui peut « déshumaniser » l'homme qui s'en saisit.

Ce qui est interrogé n'est donc pas la légitimité d'un savoir générateur de vie meilleure ou prolongée, mais sa dimension pragmatique, la capacité qu'il apporte d'un pouvoir savoir générateur d'un pouvoir tout court.
C'est ce pouvoir savoir qui infiltre la relation de soin, instrumentalise le soigné, fait du soignant, médecin, infirmier, rééducateur, *volens nolens*, le possesseur d'un pouvoir décisif touchant la vie du corps, la vie de l'homme.

---

[4] M.A. Ouaknim, Lire aux éclats, Eloge de la caresse, Lieu commun, 2° édition, 1990.

D'où l'ambiguïté des rapports à cette possession entre soignés et soignants.
Les premiers souhaitent parfois partager le pouvoir mais non le savoir, dans la plainte et dans le déni : « On ne me dit rien ».
Les seconds peuvent ajouter à la difficulté en se crispant sur ce pouvoir. « Je peux savoir » est tellement plus opérant qu'un « Je sais » à partager, à justifier, soumis au contrôle.

Ce technos qui devient logos développe une logique propre, fondée sur l'efficacité, la rationalité, privilégie la valeur économique du soin produit comme un objet.
Cette logique a pour effet d'arrêter le débat ou de le limiter aux modalités de constitution et d'application du savoir-faire qui doivent être irréprochables et rigoureuses.
L'expert est le référent dont le discours ne peut être contredit que par un autre expert.
Tel ce soignant concluant son explication savante des symptômes présentés par une patiente qui souffre de séquelles d'une réduction de fracture : « De toutes façons, je fais vingt bras par semaine et je ne me trompe jamais ! »
Pour le soignant, parler d'éthique du soin, c'est précisément renoncer à cette position privilégiée d'expert qui sait, non pour oublier ou nier ce savoir, mais pour l'interroger dans sa capacité à répondre au souci et à la visée d'une action qui soit pleinement humaine, qui contribue au « bon pour la vie » et au « bien pour l'homme ».

Les rapports entre science et éthique sont complexes. Le caractère scientifique d'un savoir est une condition nécessaire mais non suffisante pour lui donner un caractère éthique.[5]
Le premier relève d'une éthique cognitive, (exigence de qualité du travail scientifique reposant, pour l'essentiel, sur des règles méthodologiques propres).
Le second est référé à l'idée que l'on se fait de l'homme, puisée à

---

[5] c.f.. les deux principes énoncés par J. Bernard: " ...ce qui n'est pas scientifique n'est pas éthique..., et tout ce qui est scientifique n'est pas nécessairement éthique." In " La bioéthique" Paris. Flammarion. 1994.

des sources différentes, et donc composite.
Si la science est définie par son objet, sa méthode et son intentionnalité (Canguilhem), elle est à interroger à la fois sur cet objet - et son statut -, cette méthode - et ses implications humaines - et cette intentionnalité.

La pratique clinique du soin renvoie constamment le soignant à la fois à l'exigence cognitive et au questionnement éthique de ce qui est produit par un savoir, même reconnu comme « irréprochable » dans le champ clinique ou expérimental.
Il est difficile, pour le soignant, de partager l'acte de foi de Jacques Monod : « Cherchez d'abord la connaissance, et le reste, par exemple la justice, vous sera donné par surcroît »[6] expression moderne du credo scientiste.
Certes, le « droit à la recherche scientifique » figure dans l'exposé des motifs des projets de lois sur la bioéthique de mars 1992, cependant les chercheurs n'ont pas tous les droits. [7]
Lorsque certains l'oublient ou le refusent, dans leur laboratoire, alors, le soignant peut être l'homme qui interroge ce droit et la prétention d'en faire un but.
De même, lorsque le soignant est conduit à procéder ou à participer à une expérimentation, il est soumis aux règles du code de déontologie, à celles du Code de la santé publique, aux textes législatifs qui encadrent cette pratique.
Cependant, il est constamment confronté à sa responsabilité et à la légitimité de ce qu'il dit et fait à un homme, au bénéfice d'autres que lui.
Il est renvoyé aux principes éthiques qui ont motivé les textes d'encadrement, à l'interrogation des critères éthiques à poser comme préalable à l'essai.
C'est tout particulièrement le cas des recherches qui échappent à l'obligation de soumettre un protocole à un Comité Consultatif de

---

[6] Le hasard et la nécessité, essai sur la philosophie naturelle de la biologie moderne. Paris. Seuil.1970.
[7] A. Fagot-Largeault rapporte les controverses sur la moralité de certaines expériences ou enquêtes en psychologie sociale ou en ethnologie. In L'homme bioéthique. Pour une déontologie de la recherche sur le vivant. Paris. Maloine.1985.

Protection des Personnes se prêtant à une Recherche Biomédicale : épidémiologie, sciences humaines et sociales, travaux dits de « pratique hospitalière ».
Dans l'ouvrage collectif cité supra, Ch. Hervé écrit : « Ainsi, les essais en pratique clinique demandent-ils de investigateurs un état d'esprit différent de celui qui a présidé jusqu'à maintenant. », et plus loin : « Au delà du droit qui oblige au respect des dispositions contenues dans la loi et ses décrets et arrêtés, le praticien devra toujours s'interroger sur la légitimité et la responsabilité de ses gestes qui concernent finalement le patient, mais aussi la collectivité et ses institutions. » (Ethique et pratique médicale, op. cit. p. 14.)

On comprend qu'il ne s'agit pas de refuser par un biais toujours possible la soumission aux exigences éthiques considérées comme entraves à la progression du savoir, pas davantage de poser des critères tellement stricts que nulle avancée ne serait possible.
Seule, compte l'attitude face à ce savoir en marche : le refus crispé, la tentation de la toute puissance, ou bien la distance : « Je ne suis pas ce prétendu savant », l'humilité devant la vanité de cette prétention.
Entendons l'humilité de l'homme debout et non prosterné au pied d'un quelconque autel, celui de la science ou de la religion.
Platon avait créé le terme de « doxosophe » pour ces soi-disant savants qui prennent le savoir constitué pour la pensée en marche.

Seules, importent les questions posées : peut-il être pris en tant que valeur ? Le savoir de ce qui est donne-t-il une indication sur ce qui doit être ?
Dans ce cas, est-il compatible avec les autres valeurs auxquelles sont référés nos choix éthiques ?

Savoir et soin

Dans la relation de soin, le savoir, qu'il concerne le soma ou la psyché, est présenté comme spécifique et réservé, ce qui lui donne un caractère attractif et convoité, dont témoigne une

vulgarisation importante et, souvent, syncrétique.
Peut-il autoriser le soignant à estimer que son éthique n'est pas celle du commun, à la manière de Cl. Bernard qui, à propos de la vivisection et de la morale des chercheurs, parle de « hiérarchie des valeurs différente »?[8]
Le silence, l'injonction thérapeutique, la manipulation technique, justifiés au nom d'un savoir - même attesté et reconnu par d'autres que soi seul - sont à interroger.
Comme le savoir auquel il est de plus en plus lié, le soin est devenu l'affaire de tous, c'est-à-dire qu'il met en situation de questionnement aussi bien celui qui sait que ceux qui ne savent pas.

La situation de soin ajoute à la question éthique de l'acquisition du savoir et de son « prix », celle de son utilisation et de son « coût ».
Elle les distingue aussi sur un point important : l'éthique du soignant peut le conduire à se poser la question de cette utilisation dans un soin à donner sans le consentement du soigné, en dehors même des cas d'exceptions : patients hors d'état de l'exprimer ou le refusant.
Elle met celui qui sait, d'emblée, dans une position de pouvoir subvertie par le savoir : ce n'est pas le soignant qui dit ce qu'il faut faire, c'est le savoir, anonyme et tout puissant. Le discours risque d'exclure le soignant de l'acte d'énonciation au profit de la transmission de simples énoncés.
Ces énoncés, dans lesquels peuvent être pris soignants et soignés, sont extraits d'un corpus scientifique en construction, constitué de statistiques, de schémas explicatifs, de lois générales, toujours provisoires.
La nécessité de les réactualiser en permanence est une exigence très forte pour les soignants, spécialistes du diagnostic, des gestes de soin.
Cette réactualisation est présentée comme une caution de la parole et de l'action du soignant qui « sait ce qu'il dit et ce qu'il fait ».

---

[8] Introduction à l'étude de la médecine expérimentale, II,2, De la vivisection. 1865.

Or, nous savons bien que pour le praticien du soin, la réactualisation du savoir passe essentiellement par l'expérience clinique, analysée, partagée, confrontée à celle des autres, constamment vérifiée et enrichie des données expérimentales.
Sans cette réévaluation permanente, la maîtrise savante ou technique générerait routine et automatisme du dit et du fait, ferait du geste de soin un acte vide de conscience, machinal.

Il y a plus. Dans le champ clinique, ce savoir accumulé et en voie d'élaboration est marqué par l'incertitude. « Toute la médecine est une science inexacte et l'expérience en médecine consiste, pour une grande part, à gérer l'incertitude des diagnostics, des pronostics et des résultats thérapeutiques. » déclarait CL. Nihoul-Fékété, chirurgien-pédiatre, au 3ème congrès international d'éthique médicale (mars 1991).
Il est dit, ici, plus que l'incertitude du scientifique ou la crise actuelle de l'idée de vérité.
La gestion de l'incertitude peut conduire le soignant à construire la certitude sur la croyance, à ne pas entendre un savoir dérangeant des certitudes confortables.
Pensons au nourrisson, au jeune enfant, maltraité par celui qui devrait le soulager de sa souffrance, le considérer comme un humain et non comme un organisme inachevé et encore peu sensible.
Pensons à ce savoir sur la filiation apporté par les tests génétiques, porteur de certitude ou de désaveu du lien entre deux hommes, entre deux générations.
Le savoir biologique peut être appui pour le droit et réservé à cet usage, mais est-il appui éthique?
Un cheveu peut-il défaire une alliance humaine nouée par la foi dans une parole d'homme ? Peut-il en imposer une, refusée ?

L'incertitude diagnostique, thérapeutique et pronostique impose le devoir d'essai préalablement à tout acte de soin (CCN 1984).
Les essais thérapeutiques sont fondés sur une méthodologie rigoureuse qui permet le contrôle rationnel de la validité des résultats. Ils imposent, également, de plus en plus, l'exercice de

l'esprit critique et la discussion de problèmes éthiques concernant la protection de la personne.
La loi du 20 décembre 1988 vise la protection de la personne qui se prête à une recherche biomédicale qui constitue une atteinte potentielle à son corps.
Elle constitue un cadre, au sens défini supra, dans lequel l'information, le consentement des sujets peuvent faire l'objet d'une interrogation éthique sur la relation entre chercheur-soignant et sujet.[9]
Dans cette relation, le savoir, voire la compétence intellectuelle, est considéré comme le critère premier, si bien que le sujet peut être écarté au motif de son insuffisance ou parce que jugé hors d'état d'entendre des explications et de se déterminer librement.
A. Fagot-Largeault a rapporté au congrès d'éthique médicale de mars 1991 l'expérience très positive du Comité d'éthique de l'Institut Curie qui a fait apparaître que « le principal obstacle à l'information des malades était que les soignants ne savaient pas comment formuler. Une fois trouvée et mise par écrit la manière de dire, la communication s'est améliorée. »[10]

Entendons aussi, plus largement, que le principal obstacle à la relation et au partage de la parole est constitué par le discours des soignants, hétérogène à l'univers mental des soignés dans le temps du soin, quel que soit leur savoir propre, comme en témoignent les difficultés rencontrées avec certains soignants - malades - à soigner.
Parler d'éthique du soin consiste à inscrire ce discours dans une pratique qui l'éclaire, le valide et lui donne sa dimension d'humanité.

---

[9] Baudoin J.-L, et Parizeau M.-H. Réflexion juridiques et éthiques sur le consentement au traitement médical, Médecine/sciences,1987. 3(1) : 8-12.
[10] Actes du Congrès, Ordre National des Médecins, 1992, p. 68-70.

CHAPITRE IX

L'ETHIQUE DE LA PAROLE

Le discours et la pratique

M. Balmary, après avoir rappelé la très forte phrase de J. Lacan sur la relation symbolique dans la cure analytique[1], écrit : « En ce domaine, il est très facile d'être séduit et trompé, séducteur et trompeur. Lacan lui-même, celui qui m'a le plus appris sur la première personne et son importance décisive pour la cure, pour la vie, était aussi capable de fonder une revue (*Scilicet)*, où lui seul signait les articles. » (La divine origine, op. cit. p.127)

Ce décalage entre le discours sur le sujet et la pratique en tant qu'homme, pris dans la relation à un autre homme, confrère ou patient, apparaît au lieu même du questionnement éthique « *Que dis-je et, après avoir dit, que fais-je ? »*

La parole mise en acte, acte elle même, ne se soutient que de la cohérence de ce « je » engagé par cette question.

L'éthique de la parole est présence continue dans le dire et dans le faire, alors que la perversion consiste à tenir le discours de la vérité pour ne pas la faire, pour ne pas s'y soumettre.

Ici encore, le questionnement se situe entre deux limites, celle d'une cohérence crispée, d'une rigidité qui fige, qui arrête à une

[1] « Rien ne doit y être lu concernant le *moi* du sujet qui ne puisse être réassumé par lui sous la forme du « je », soit en première personne. » (Ecrits, Seuil, 1966, p.251)

parole instituée, et celle d'une incohérence qui me défait, tout en défaisant l'Autre, dans le mensonge et /ou la perversion.
Le mensonge est celui d'une promesse de rencontre non tenue.
Pour la tradition juive, il constitue le *mal*, le risque majeur pour l'homme de perdre sa qualité d'humain.
La perversion dit le « bon pour la vie », énonce le « bien pour l'homme » dans un discours lisse d'où l'autre, qui devrait en être destinataire, est exclu.
Promesse et parole vides, lettres mortes.
On voit la question posée excéder le champ psychologique et la réponse référée au présupposé de l'existence d'un inconscient : « Je ne suis pas ce que je crois être, ce que je dis être, *de bonne foi.*»
Cette absolution ne suffit pas concernant, non l'être, mais ce qui est dit, ce qui est fait, ce qui est dit de ce qui est fait, à un autre homme, qui pour un temps, parfois décisif pour lui - et donc pour soi - dépend de ce « dit » et ce « fait ».
L'éthique nous dit l'exigence de penser une pratique du monde qui le rende habitable pour l'homme et pas seulement compréhensible, explicable et mis en mots. C'est pourquoi le discours éthique ne saurait être l'énoncé de règles formelles, de jugements, mais énonciation d'une conception d'une pratique d'un vivre ensemble qui soit « bon pour la vie » et « bien pour l'homme ».
C'est pourquoi il ne peut se soutenir de sa cohérence avec une action effective. Dans le champ des pratiques sociales, la répétition d'une idée, même pensée bonne pour l'homme, ne suffit pas.
Règles déontologiques et morale de l'obligation, même intériorisées au point de les croire siennes, ne dispensent pas de l'interrogation par chacun de sa propre cohérence.
L'exigence éthique n'est pas d'y réussir nécessairement, mais de rendre possible que cela soit.

La justification, plus ou moins savante, par la référence à des processus psychiques inconscients, à des mécanismes trans-individuels, voire transgénérationnels de type socio-historique ou personnel, ne dispense pas « d'ébranler le déjà parlé », selon la belle expression de M.A. Ouaknin. (Lire aux éclats, op. cit. p. 265)
Le soignant, qu'il soit somaticien ou « psy » est interpellé dans sa

pratique clinique à dire autre chose que ce qu'il a appris à dire, appris qu'il devait dire.
Le passage du discours convenu à la parole l'inscrit dans un mouvement vers autrui qui le décentre de son égo, en énonçant une parole qui est à la fois réalité pour soi et pour l'autre.
Parole dite en conscience, dans la conscience de soi et de l'acte d'énonciation engagé.
Parole dite pour être entendue, destinée à, voulue comme telle.

C'est pourquoi l'autre, l'homme à soigner, peut l'entendre, peut entendre ce « pour autrui » qu'elle porte vers lui.
La réciprocité est engagée dans le retour. Cette parole est dite vivante, non parce qu'elle exprimerait seulement la vie psychique du sujet désirant qui l'énonce, mais bien parce qu'elle constitue un lieu de vie possible pour deux humains, dans la réciprocité de l'échange et la conscience du partage. Ce lieu est à respecter parce que chacun s'y expose, soignant et soigné.
Altérité revisitée. L'autre n'est pas saisi, expliqué, afin qu'il soit moins autre, pas davantage objectivé comme différent, ni homme ni chose, mais il est reconnu comme un autre homme. « Il est et un autre que moi et un même que lui-même orienté vers moi comme moi vers lui. Il est pleinement *alter ego*. », écrit Robert Misrahi.[2]
Alors peut s'instaurer un véritable dialogue au sens de l'étymologie grecque du mot : dia- logon, parole qui circule entre, parmi les hommes, débat.

Si l'éthique est bien ce mouvement intérieur qui me déplace en me conduisant vers l'Autre, autrement que dans la clôture justifiée d'un dire et d'un faire, alors, mon discours et ma pratique reçoivent leur cohérence de l'ouverture à « *ce quelque chose d'autre du Monde qui est posé entre nous* » et provoque un débat.
La démarche éthique, question qui déplace, est à rapprocher du *polemos* grec ou de la *malhoquèt* juive.
Cependant, pour le soignant, elle est constamment articulée à un faire, elle ne peut s'en tenir au seul discours. Il ne suffit pas de dire

---

[2] R. Misrahi. Lumière, commencement, liberté. Plon. 1969. p.328.

le « bon pour la vie » ou le « bien pour l'homme ». Il faut l'inscrire dans une pratique sollicitée. Le soignant est situé dans la vie « politique », pas seulement « contemplative », au sens aristotélicien de ces termes. Si l'interrogation éthique est mise en suspens, l'acte de soin est réponse.

Le questionnement éthique met en évidence les éléments d'un choix en même temps que ses implications pour les personnes concernées, ses critères et ses appuis.

Ce choix est à mettre en acte.

La pratique du soin en équipe montre bien la chaîne des moments et des actes constitutifs de la démarche éthique. La mise en suspens, la réflexion et le questionnement partagés conduisent à un choix exprimé en termes de prise de décision, traduit en geste, en acte de soin.

Le retour réflexif sur le choix retenu, ses effets et ses conséquences permet l'évaluation nécessaire, mais, également, assure la possibilité, pour chacun, de rapprocher discours et pratique, d'en pointer la difficile cohérence en même temps que l'impérativité

On sait les difficultés extrêmes rencontrées par les soignants conduits par commandement à exécuter un geste de soin lourd ou douloureux, en l'absence de cette préparation et de ce partage.

Le livre « le cri des oiseaux dans la tempête » de Thérèse Olivier raconte la révolte d'une infirmière.[3]

En Suède, un très officiel rapport concernant les soins infirmiers face à la souffrance s'est intitulé : « Le dilemme des infirmiers ». [4]

Pour le corps social, la production d'un discours optatif ou réglementaire ne suffit pas. Pas plus que l'abondance des lois ne garantit la justice, la multiplication des textes n'assure l'éthique.

Les nombreuses règles, recommandations et déclarations font, parfois, penser à un catalogue de voeux pieux, témoignant d'une forte et réelle volonté, inscrite dans une très louable intention. Mais après?

Leur lecture peut-elle être incitative sans cette résonance et ce

---

[3] Paris-Bruxells : La longue Vue, 1992.

[4] Swedish Government Official Reports Series, 1993.

mouvement intérieur dont il est question ici?
Le discours des soignants, celui des publications et des communications à destination des confrères, comme celui du colloque singulier destiné au patient, peuvent n'être qu'un texte convenu, vide et vain. Colloques et congrès voient se croiser des discours sur la pratique, édifiants et démonstratifs, se voulant exhaustifs des différentes dimensions évoquées : techno-scientifique pour le savoir, symbolique pour la relation, déontologique pour la conformité et éthique pour la bonne conscience. Rien n'y manque. Mais la bonne conscience est-elle la conscience ?
Les effets de ce décalage sont aggravés par le caractère performatif du discours du soignant qui devrait ajouter à la nécessité de cohérence.
Discours *de* la pratique et discours *sur* la pratique peuvent être ainsi hétérogènes l'un à l'autre.
Le premier, dit performatif, est de l'ordre de l'acte : « Dire, c'est faire ».[5] Le soignant y est engagé par et dans son Je. Il devient la référence de l'énoncé qu'il produit. Le soigné ne s'y trompe pas qui rapporte : « Le doçteur m'a dit... ». l'acte d'énonciation est d'emblée interlocutif, dans la circulation d'intention et d'attente, la visée réciproque. La dimension éthique est toute entière dans l'acte de langage, dans l'engagement qu'il contient vis à vis de l'autre.
Le second se veut descriptif, correspondant partiellement à ce qui est nommé constatif. Le Je fait place au Il, au On, qui effacent le sujet, gomment la dimension « je, ici, maintenant ». Il est énoncé de manière optative ou impérative, disant le souhaitable ou l'obligatoire, ramenant la visée éthique à l'obligation déontologique, la parole à l'information.

Information et partage

L'information du soigné tient une grande place dans les débats et les réflexions sur la pratique du soin.

---

[5] J.L. Austin ,Quand dire , c'est faire, Seuil, 1970.

On l'évoque au plan psychique comme condition d'une communication véritable, dissipatrice de peurs et de malentendus.
On la réfère au Code de déontologie médicale qui la prescrit « loyale, claire et appropriée » (article 35), qui la limite aux « seuls intérêts du patient » (secret professionnel article 4, confidentialité articles 45, 46).
Sa nécessité est constamment rappelée par le Droit.
Elle est prévue dans les textes, chartes et contrats de soin rédigés à l'intention des soignés.
Encore faut-il leur donner vie véritable, comme le fait, par exemple, le Children's Hospital & Médical Center de Seattle (USA) : chaque parent d'enfant hospitalisé reçoit un document intitulé « Droits et responsabilités des familles » contenant dix sept paragraphes consacrés aux droits, six énonçant les devoirs.
On peut y lire, notamment : « Nous croyons que les familles ont le droit de :

- recevoir des soins appropriés, prévenants et respectueux sans discrimination de race, de sexe, de handicap, de milieu culturel, économique ou religieux.
- recevoir toutes les informations dont elles pourraient avoir besoin pour donner ou refuser leur consentement à tout traitement proposé.
- demander un second avis à propos de tout traitement.

Ainsi que : « Vous et votre enfant avez la responsabilité de :

- fournir une information complète et précise sur la santé de votre enfant.
- Avoir de la considération pour les autres patients, les familles et l'équipe soignante et respecter les règles de l'hôpital touchant la conduite des patients et des familles.

L'expérience montre la réalité du partage proposé et la mise en pratique effective de ces droits et devoirs considérés d'un point de vue éthique, mais également comme obligation à la fois déontologique et contractuelle, le non-respect pouvant conduire devant les instances juridiques, habituellement très protectrices des droits des soignés.
L'objectif de ces textes est de faire du soigné le partenaire obligé de l'acte de soin, un « decision-maker », pour reprendre l'expression juridique américaine.

Mais, parfois, la situation est telle qu'aucun texte ne convient, aucune réponse n'est écrite. Le soigné, ou son entourage, paraît ne pas pouvoir être pleinement contractant.
L'annonce d'un diagnostic, d'un traitement, d'un pronostic, celle d'un réalité insue du soigné et cependant lui appartenant, touchant à sa vie et à sa mort, placent le soignant à la croisée d'options éthiques autant que psychologiques ou juridiques:

- concernant la relation soignant/soigné et la reconnaissance de l'autre fondée sur l'authenticité ou bien sa négation à travers le déni et le mensonge.
- relevant du droit à la vérité ou de la protection nécessitée par l'état du soigné (notamment en psychiatrie).
- référées aux principes qui gouvernent la conception et la pratique du soin : paternalisme et bienfaisance ou bien autonomie et liberté.

On en appelle, alors, aux moralistes, professionnels ou non, qui ont réponse à tout, et qui, selon leur inclination, préconisent de tout dire ou de tout taire.
On se tourne vers le juriste qui consulte la jurisprudence et rappelle le Droit.
Dans ses réflexions, le Conseil d'Etat note que l'information du malade « s'accommode mal de règles juridiques trop générales, mais que la tentation d'un trop grand pragmatisme en la matière serait sans doute trop dangereuse. » (in Bulletin de l'ordre des médecins, septembre 1998, op. cit. p. 14.)

Ainsi, I., évoquée supra : son désarroi et sa détresse étaient accentuées par le non-dit ou le mensonge protecteur concernant sa naissance et son père. Le fait de nommer « papa » son grand-père, contrairement à ce que voulait croire son entourage, ne réglait rien.
Pour I., comme pour la plupart des adolescents rencontrés dans la même situation, l'anonymat du père biologique n'est pas acceptable, comme si l'identité, construite par et dans la parole dans les relations ultérieures, nécessitait un savoir sur le commencement, point de bascule entre origine et existence.
La question, difficile, se posait sous la forme : « Faut-il tout dire ou tout taire ? », « Existe-t-il une demi-vérité dicible ? »

Les pathologies neurologiques sévères, telles que la Sclérose Amyotrophique latérale, pour lesquelles la survie des patients est de durée variable et tendant à l'amélioration, posent la question de la parole à tenir. Dire le diagnostic expose le soigné ou ses proches à consulter un ouvrage de vulgarisation médicale à l'intention des familles et à lire le caractère mortel de la maladie, au terme très court de quelques mois, ce qui peut être inexact et peut avoir des effets considérables sur la suite et la fin de la vie du patient.
Quelle parole dire et tenir ? Qui suis-je, moi, soignant, pour juger que telle parole est possible pour tel patient, non pour tel autre ?

C'est à propos du cancer que « parler de la mort avec le malade », pour reprendre la formulation du cancérologue René Schaerer, a été objet d'échanges entre les soignants. Il y a une grande différence entre annoncer un diagnostic de maladie grave et parler d'une mort annoncée. Le soignant n'est plus dans le registre de l'information due, déontologiquement et légalement - comme le dit l'arrêt de la Cour de Cassation du 21 février 1961, qui précise qu'elle doit être « simple, approximative, intelligible et loyale, permettant au patient de prendre les décisions qui s'imposent. ». Il est au coeur même de la problématique éthique de la parole.
C'est pourquoi, pour le soignant, médecin, infirmier, « psy », cette parole est d'abord écoute et respect.

- écoute de ce que l'homme qui meurt peut en dire,
- respect de ce qui advient chez cet homme et qui n'appartient qu'à lui.

C'est pourquoi, son seul appui est la conscience de chacun. Cette parole est donc difficile, difficilement réductible à un discours commun. Elle est objet de partage dans la visée éthique de préserver la qualité humaine de la vie d'un homme mourant, en l'accompagnant en tant qu'humain.

On comprend la nécessité d'interroger l'acte de parole lui-même. Dire ou faire silence relève de la discrimination à opérer non entre le « bon à dire » et le « bon à taire » - qui ne pourrait être que du non-dit - mais plutôt entre le possible et le non

possible. Parler risque de n'être que du bavardage réduit à son utilité défensive.
Ainsi, un discours sur la souffrance de l'autre est-il possible? Ne risque-t-il pas d'être inutilement explicatif, à la manière de celui des amis de Job ?
L'arrêt du discours bavard, le silence, non vide, mais « promesse d'un fruit mûr » selon l'expression de Paul Valéry, sont à entendre comme signes de respect de l'autre et de la parole qui circule entre les hommes.

On comprend la nécessité du « dialogon », du partage et de la concertation avec d'autres, soignants et non soignants , non pour échapper, dans l'anonymat du groupe, à une subjectivité difficile à vivre pour soi et perturbatrice pour l'autre, mais parce que l'éthique n'est pas seulement de l'ordre de la règle à laquelle je pourrais être, seul, renvoyé, de l'ordre du discours que je devrais tenir. Elle est aussi visée, et cette visée ne peut être que le fruit commun d'un questionnement et d'une réflexion partagés.

CHAPITRE X

DOULEUR ET SOUFFRANCE

La rencontre de la douleur et de la souffrance peut apparaître comme le paradigme de ces déplacements, de ces passages qui conduisent le soignant du cadre professionnel psycho-socio-technique dans lequel s'inscrit son action jusqu'à la conscience réflexive de ce qui s'y joue.
Si elles sont constitutives de notre vie même, dès son commencement et jusqu'à son terme, la situation de soin les pose comme motif, lieu et objet d'échange. Dites ou tues, entendues ou non, elles constituent la trame de ce qui se dit, se fait et se vit au cours du soin.
Nous avons rappelé leur caractère insupportable, source de difficultés thérapeutiques, par excès ou par défaut.
Nous avons évoqué la distinction de la douleur organique et de la souffrance psychique et ses effets sur le sujet, aggravant la perte de son unité, séparant au lieu de relier. S'est imposée, alors, la nécessité de les comprendre, au sens latin (comprehendere, saisir ensemble), comme l'objectivable et l'indicible d'une blessure du sujet.

La visée thérapeutique du soignant, partagée avec le soigné, est la sédation par les moyens mis à disposition.
Le code de déontologie professionnelle y ajoute la prescription de faire tout son devoir, ni plus - ce qui relèverait de l'acharnement thérapeutique, ni moins - on parlerait d'insuffisance de soin, d'apporter aide au soigné en mettant en oeuvre des moyens licites.

Nous avons vu la loi énoncer que toute douleur est à reconnaître et à traiter.
Le Conseil d'Etat, dans son rapport 1998, déjà cité, fait de la lutte contre la douleur une forte priorité, préconise la simplification des procédures de prescription et d'utilisation des antalgiques, va jusqu'à remettre en question la nécessité du carnet à souches.
Textes déontologiques, réglementaires, publications et productions médiatiques se rejoignent pour exprimer l'évolution considérable des mentalités dans la relation à la douleur et au soin.
On peut voir dans cette évolution, notamment, la réduction du poids de la tradition qui faisait tout accepter et l'accroissement de l'affectivité qui conduit à refuser l'inacceptable, à demander le soin, à intervenir dans ce qui se décide, se dit et se fait.
C'est ainsi que Luc Ferry écrit : « Le mal nous devient tout à la fois plus sensible et moins sensé. »[1]

On peut parler de visée symbolique pour rendre compte du projet de préserver le lien entre soma et psyché, entre l'homme et son corps, entre soignant et soigné, par la médiation du langage, pour exprimer la perspective de maintien de la qualité de sujet dans un monde gouverné par les règles symboliques de l'échange.
On peut l'évoquer pour dire la crainte que l'homme souffrant ne devienne cet homme enfermé dans *sa* douleur, qui n'est que sienne, « lointain et fluctuant, prisonnier d'une petite cage d'ivoire, et avide d'être souffrant dans la souffrance. » raconté par JMG Le Clézio. [2]
Mais elle est évocable aussi pour exprimer le souci du soignant de ne pas prendre la place du sujet, de ne pas le déloger de ce lieu où une vie est possible, attestée par la sensibilité du corps.
Le soignant sait que, pour le soigné, la rencontre du seul antalgique ne ferait qu'effet de masque car le problème est, aussi, ailleurs.
Dans les deux cas, le soignant est engagé dans une visée de traitement, au versant somatique, psychique ou les intégrant dans

[1] L. Ferry, L'homme-Dieu ou le sens de la vie, Grasset, 1996
[2] JMG Le Clézio,Le jour où Beaumont fit connaissance avec sa douleur, Mercure de France, mars 1985, p 82-83.

une approche psychosomatique.
Il s'appuie sur la connaissance des processus biologiques, psychiques qui interviennent dans la survenue du phénomène douloureux, son déroulement, son évolution, ses effets sur le fonctionnement global de l'organisme, du sujet.
Les progrès de ces connaissances mettent à sa disposition des moyens de plus en plus perfectionnés pour évaluer et traiter la douleur dans ses différentes dimensions, en même temps qu'ils en font apparaître l'extrême complexité, le manque à savoir irréductible.
De la même manière, il peut analyser les mécanismes biologiques, psychiques responsables ou facteurs des difficultés rencontrées dans la mise en oeuvre du soin et dans son action thérapeutique.
Faute de les maîtriser, il les pointe.

Le soignant peut donc appuyer sa pratique sur l'analyse des mécanismes somatopsychiques mise en oeuvre dans son champ de compétence, sur les règles de conduite édictées par ses pairs ou par le législateur.
Mais, ne risque-t-il pas, alors, de s'en tenir à des considérations théoriques, d'ajouter des règles aux règles existantes, fortes et précises, mais transgressées dans l'urgence, voire au nom du principe de précaution ?
La référence, parfois de forme incantatoire, à la vertu de la parole, celle, en termes de devoir, au code, ne suffisent pas.
Le déplacement, le questionnement des références s'imposent. Ils ne sont pas faciles, comme le montrent les résistances au changement parfois observées chez les soignants, médecins ou infirmiers en matière de soin de la douleur, et, plus encore, de soin douloureux.

Situer le soin de la douleur et de la souffrance dans le champ de l'éthique consiste, ici, à proposer de reprendre le fil qui nous a conduit :

- à passer de l'objectivité thérapeutique du soin et de la singularité subjective du soigné à la conscience réflexive de ce qui advient, venu de l'autre ou de soi, de ce qui est fait, par l'autre ou par soi, et qui nous dépasse tous deux.

Le soignant est centré sur la douleur en vue de sa réparation. Or, la douleur est subjective, la réparation est objective, objectivable par la technique. Le dire du sujet est, parfois, suspecté lorsqu'après un soin dont la « réussite » est objectivée par la technique, radiologique par exemple, il persiste à dire sa souffrance maintenue, non soulagée. L'accueil de ce dire dépasse, peut-être, le seul souci de permettre la parole. Il est réhabilitation d'un humain disqualifié dans et par son corps avant même de l'être par un autre homme, pressé, distrait ou troublé.
Le soignant n'y est pas dispensé de vigilance, notamment lorsque le dire de la souffrance est rapporté par un tiers, parent, par exemple, pour l'enfant. Le parent qui expose ainsi son enfant à des explo-rations inutiles pour une souffrance qui lui est propre dit sa disqualification dans son enfant, sa peur de ne pouvoir transmettre le « bon pour la vie » nécessaire. On parle du « syndrome de Munchhausen par procuration » pour ces « mensonges » parentaux. Parlons, ici, d'un dire et d'un faire du soignant qui tiennent ouverte la possibilité d'une réhabilitation par le respect maintenu pour le parent « défaillant ».

- à interroger ce qui advient dans le champ de l'expérience, les réponses mobilisées, les réactions observées, à questionner le discours sur cet homme dit sujet souffrant, sur un savoir expérimental, clinique ou spéculatif de la souffrance qui le touche, sur les pratiques qui s'en autorisent ou s'en réclament.

- à s'engager, se mettre en route, dans ce chemin de la conscience réflexive qui donne à voir un horizon, et non un objectif à atteindre, à entrer dans une visée et pas seulement un projet.

- à questionner l'intention même du soin. Dire que tout soignant est dans une intention de soin pose le problème de la finalité. Est-elle dans le résultat ou dans le moyen ?
Peut-on opposer guérison et soulagement de la souffrance en reprenant les propos de Celse : « Résolu à guérir celui qui se confie à ses soins, le chirurgien doit rester sourd aux cris de son patient. Il doit achever son oeuvre sans se laisser émouvoir par ses

plaintes. »
L'intention centrée sur le résultat peut conduire à utiliser les moyens jugés appropriés à cette intention, éventuellement au prix d'une souffrance accrue du soigné. « C'est pour votre bien que je suis obligé de vous faire du mal. »
Quel est ce mal donné au nom d'un bien à espérer ? De quel bien s'agit-il ? Celui du souffrant dans son vécu, celui du soignant dans sa tranquillité, celui du soin dans sa commodité ?
S'il est fait appel à l'appui du discours moral, quelle est cette morale qui, pour le bien de l'autre, me conduirait à le laisser souffrir en le privant d'un antalgique, fût-il morphinique ?
A contrario, une réponse systématique et immédiate serait aussi à interroger. E. Ferragut parle de paradoxe pour ces souffrances insuffisamment soulagées chez les opérés ou les malades cancéreux, alors que « d'autres médecins banalisent totalement la morphine n'hésitant pas à la prescrire avec beaucoup de légèreté à des malades qui ne devraient pas en recevoir. » (La dimension de la souffrance en chirurgie et réanimation, op. cit. p. 49).
On appelle précisément perversion ce qui, au nom d'un bien décidé par l'un, conduit l'autre à la souffrance en l'excluant de la décision, en le niant au profit d'une intention jugée bonne pour lui.
Les situations de soin, à l'exclusion de l'urgence vitale, appellent à cette interrogation, à cette mise en examen du soin douloureux.
Madame B. fait le récit du geste exploratoire qui précéda l'exérèse du sein. Elle dit l'absence d'analgésie, la souffrance amplifiée par la solitude et la peur. Elle dit l'humiliation subie et le sentiment d'« inhumanité » associé à cette expérience. Madame B. est adulte. Elle a pu le dire, l'écrire même, au chef de service qui a paru touché. Redisons l'exigence éthique redoublée pour l'humain qui ne peut dire, hors d'état de le faire, étant donné son âge ou son état.

Après avoir dit la visée thérapeutique du soin de la douleur, la visée symbolique du soin du sujet, disons la visée éthique du soin de l'humain.
Cette visée rend impératives la sédation de la douleur, l'accueil de la souffrance en tant qu'actes de respect pour l'humanité de l'homme souffrant, de maintien d'une vie qui demeure humaine.

On parle parfois de dignité à ce propos : « Les patients doivent souvent supplier pour recevoir des analgésiques. Le soulagement de la douleur est pourtant un acte moral de respect pour l'humanité et la dignité humaine. » (D.J. Roy et All op. cit. p. 81).
Que le patient perde sa dignité dans la supplication en plus de la croire perdue dans la douleur, la disqualification de son corps et de sa parole nous dit à quel point la souffrance, le sujet et l'humain sont intimement liés.
Le soignant peut s'appuyer sur le principe éthique d'autonomie, considérer l'être humain comme « un être capable d'autopoïèse » (JF Malherbe, op. cit. p. 32) et donc l'écouter, lui déléguer une part de la responsabilité dans l'acte de soin, par exemple, l'auto-administration de l'analgésique. Mais lorsque le patient refuse le soulagement ? Ce refus est-il à respecter ou à contraindre ?
De même, lorsque le patient entre dans un système où l'antalgique prend une place prédominante, dans l'espoir de disparaître en tant que sujet conscient, grâce à la suppression de sa conscience, (ce qui le rend parfois somnolent sans le soulager complètement), le soignant est interrogé dans son désir de maintenir une humanité bien lourde à porter. Il est, parfois, peut-être, trop difficile de rester humain parmi les humains. Blessure pour le soignant, non seulement dans son narcissisme de spécialiste du soin auquel on ne doit pas résister, mais aussi dans sa visée éthique d'humain.

Cette visée peut être énoncée comme ce que peut être une vie possible pour l'homme, dans son humanité d'homme affrontée à la souffrance en tant qu'impossibilité de penser et de vivre, sans, cependant, qu'elle fasse rupture du fil de la pensée ou de la vie.
Enoncer ainsi ce possible et cet impossible élargit la problématique posée par la spécificité clinique d'un seul, la singularité d'une situation particulière d'un soigné ou d'un soignant.
Cet élargissement ne la met pas « hors sujet », au contraire, il la centre sur le fondement même de la vocation du soignant, appelé à participer au bien commun qui est menacé dès lors qu'un seul homme en est exclu, par la maladie, par la souffrance.
Il situe le soignant au coeur même de sa pratique et de la réponse à

donner ès qualité, chargé de montrer aux hommes qu'une vie d'humain est possible pour l'homme, souffrant dans sa chair et dans son esprit, diminué dans son organisme et son psychisme, jusqu'aux moments ultimes de son existence.
L'attitude du soignant face à la souffrance d'un homme est donc de l'ordre du témoignage. Elle en a la force...et la faiblesse, car si on témoigne pour l'autre, on ne témoigne que de soi.

De même, le questionnement rencontre l'indépassable interrogation, celle de Job, celle de tout homme dont la souffrance n'est pas de l'ordre de l'explication, mais de la question échangée. Peut-être peut-on expliquer la vie, la mort, mais la souffrance ?
Dans cette interrogation , résonne la question première, posée par le patient, comme elle l'est depuis toujours par tout homme souffrant: « Pourquoi ? », suivie de « Pourquoi moi ? ».
Le cri : « qu'ai-je fait ? » plus souvent accusateur que coupable, celui de Job : « Périsse le jour qui me vit naître ! », celui d'Oedipe à Colonne : « Mè phunaî », disent à la fois l'incompréhension, la colère et la peur. L'impossibilité de saisir par la pensée, la crispation, la peur au ventre, vont jusqu'à rendre le patient mutique et sourd, mais tenaillé par cette question, habité par ce cri.

Le soignant ne peut l'ignorer, même s'il est, provisoirement, hors d'atteinte, « du bon côté », comme l'exprimait tel patient douloureux chronique. Il peut l'accueillir, l'entendre, dans sa place de témoin, que l'expérience de praticien conforte.
Il dit la rencontrer accompagnant la survenue de la maladie et constituant un signal d'alarme. A ce titre, elle peut être qualifiée de vitale, protectrice, ce grâce à quoi le patient consulte.
Il la pointe associée à un processus de guérison, après un traumatisme, une lésion, liée au geste de soin lui-même et signant l'évolution, le progrès.
Il l'évoque à propos de naissance et de croissance : accouchement, poussées dentaires, douleurs articulaires de croissance.
Spécialiste de l'enfant, il en montre la nécessité développementale, dans la confrontation à l'obstacle, à l'adversité, la mise en oeuvre de défenses, la sortie de l'illusion initiale. A contrario, il note

l'insensibilité à la douleur qui accompagne les perturbations graves du développement.

Mais il est aussi confronté à ces douleurs inutiles en terme d'économie biologique, psychologique, qui ne servent à rien, ni à développer, ni à prévenir, ni à guérir :

- douleurs de naissance et d'enfance qui ne font que traumatisme,
- douleurs chroniques, persistantes, qui, quelle que soit leur étiologie, sont à considérer comme une réalité en soi (syndrome douloureux chronique) et non comme le signe d'un désordre physiopathologique ou d'un trouble somatopsychique sous-jacent,
- douleurs terminales dans le stade ultime précédant la mort.

Le principe de bénéficience ne peut servir d'appui au soignant, sauf à retrouver le fil doloriste des conceptions anciennes de la condition humaine.
Ces douleurs interpellent le soignant en le mettant en échec, dans l'impossibilité de donner des soins curatifs, c'est-à-dire de guérir, dans le renoncement à ce que son projet personnel et sa formation lui faisaient espérer.

La notion de soins palliatifs qui s'impose peu à peu dans le champ du soin suscite, à cet égard, un bouleversement important de la logique médicale, qui est, avant tout une médecine d'organes, centrée sur la cause et le remède. Curatif ou palliatif, le soin est au service du soigné et non du traitement. L'option entre les deux formes est de nature éthique et non thérapeutique, car, en matière de traitement, on peut penser qu'il y a toujours quelque chose à faire, un geste à tenter, dans une escalade de soins dont le coût humain plus encore que financier peut être excessif.
La décision est dite difficile, par tous, médecins, infirmiers, car, au-delà de la nécessité d'une évaluation sûre de la situation, s'impose celle du respect du soigné, de son autonomie face au pouvoir exorbitant de laisser advenir la mort. Laisser advenir la mort en apaisant la douleur du corps, en accueillant la souffrance de l'homme distingue les soins palliatifs de l'euthanasie qui consiste

à donner la mort pour les éviter. D. J. Roy, Ch-H. Rapin et le Comité directeur de l'Association européenne des soins palliatifs font reposer ces soins sur le concept éthique de « mort permise », fondant la décision de « permettre au patient de mourir » sur les principes d'humanité, considérée comme « la pierre angulaire de l'éthique clinique », d'autonomie prenant en compte le projet de vie du malade, de proportionnalité entre souffrance et bienfaits dans les soins à donner.[3]

Alors, la relation de soin peut ne pas être seulement un moment et un lieu d'engagement pour deux personnes, soignant et soigné, confrontées à l'épreuve de la souffrance redoublant celle de la vie et de la mort.

Elle peut être ceux d'un appel, d'une exigence à partir de la prise de conscience d'une dimension autre, celle de l'universel dans la singularité apparente du cas douloureux, de l'humain dans ce que donne à voir ou à entendre un homme souffrant.

Face à la douleur, à la souffrance, à la solitude et à la mort, le soignant est appelé à une autre dimension du soin, des gestes à faire, des mots à dire, qui bien que particuliers, prennent une valeur d'universalité.

Nous avons souligné la difficulté d'un tel déplacement et son caractère non programmable qui déboute de l'apprendre et de le maîtriser.

La confrontation de la douleur et de la souffrance à tous les moments de la vie le rend à la fois plus nécessaire et plus difficile encore tant la tentation peut être grande d'y échapper soit en se crispant sur un faire immédiat et contrôlé, soit en se réfugiant dans une transcendance radicale où seul compte le dépassement.

Ce sont ces douleurs et ces souffrances qui confrontent à une réalité autre que le corps physique dans sa réalité objective, autre que le complexe somatopsychique dans sa subjectivité et son histoire.

Ce qui est touché, ce n'est pas le corps mais la chair.

Or, souffrir dans sa chair n'est pas la même chose que souffrir

---

[3] Européan journal of Palliative Care. Journal de l'Association européenne des soins palliatifs, printemps 1994, Volume 1, Numéro1, p. 57-59.

dans son corps. La chair n'est pas le corps. Le philosophe Heidegger l'a pensé. Chaque homme blessé le sait. La chair est l'intime, indicible, incommunicable, pour soi seul. Seul le corps peut être dit au soignant à qui est demandé un soin qui porte remède à un trouble. Comme il peut l'être à l'autre auquel est proposé un partage de sensations et de désirs.
Ce sont ces douleurs qui font passer du patient douloureux et du sujet souffrant à l'homme en souffrance, lorsque ses capacités sont débordées : capacité de symboliser et d'intégrer, capacité, vitale, de sauvegarder son intégrité, lorsque l'homme ne parvient pas à transformer en « bon pour la vie » le mal qui le touche.
La poursuite de la lutte, le refus de baisser les bras énoncés dans le discours, souvent ambigu, des soignants et des proches, ne font que redoubler la souffrance : souffrance de voir l'homme souffrir.
Quel est cet impact de la souffrance chez le soignant qui fait que son soulagement dépasse le seul devoir, inscrit dans le code, s'impose comme une exigence intérieure et non comme une obligation extérieure ?
Est-ce ce que l'on nomme compassion ?

Il peut être fait appel à l'appui de la philosophie ou de la religion afin de saisir quelque chose qui fasse sens pour l'homme, ou l'apaiser en lui faisant accepter l'inacceptable.

La première peut renvoyer au pessimisme radical, celui de Schopenhauer, par exemple, pour qui « La souffrance est le fond de la vie», la douleur, « le bain purifiant ».[4]
Ou bien, avec Albert Camus, elle nous montre l'homme, éternel jouet de la souffrance, engagé dans une lutte sans fin, à la manière de Sisyphe.
A moins qu'elle ne refuse d'en faire le paradigme de l'existence humaine, qu'elle ne mette l'accent sur la présence de l'homme et de son désir d'être malgré elle, contre elle, dans le droit fil des conceptions eudémonistes rappelées par R. Misrahi (op. cit.)

La seconde peut être entendue comme un malédiction rappelée, dans le lien entre souffrance et mal opéré par l'existence

[4] A. Schopenhauer, Le monde comme volonté et représentation. Puf. 1966. p. 392 et 1413.

de la faute.
On connaît ces visions très anciennes de l'épidémie liée à la faute collective, présentes dans l'univers magico-religieux des premières civilisations. La tradition dite judéo-chrétienne s'y est enracinée bien avant que ne domine la conception augustinienne du mal.
Une telle vision a été dite périmée, sous les assauts de la philosophie des lumières du XVIIIème siècle, des progrès de la science pastorienne du soin à la fin du XIXème siècle, grâce à l'évolution doctrinale de l'église enseignante qui abandonne, dès le XVIIIème siècle, « la pastorale de la peur », pour reprendre l'expression de J. Delumeau.[5]
Cependant, n'en reste-t-il pas quelque chose dans les positions actuellement observées à l'égard du sida ?
L'appui de la religion peut être entendu comme proposition de la soumission au Père, par projection infantilisante, de l'identification au Fils, par culpabilité névrosante.
La dissolution du sujet y serait supposée assurer celle de la souffrance.
Cet ancrage judéo-chrétien de notre culture et de notre conception de l'humain sont évoqués en priorité. Une idéologie doloriste fondée sur la valeur rédemptrice de la douleur et de la souffrance est repérée, sous-jacente à l'attitude des soignants des pays occidentaux, surtout latins.
Relevons, cependant, qu'un version laïque de la souffrance liée à la faute fonctionne également dans le champ social, comme en témoigne l'ambiguïté de la distinction faite entre culpabilité et responsabilité à propos du sida, du cancer du fumeur ou des pathologies alcooliques.

Ces analyses et ces références ne sauraient conduire à faire l'économie du questionnement éthique, sauf à chercher un bouc-émissaire bien commode, à éviter de faire apparaître leur caractère projectif et la confusion qui consiste à prendre le psychique pour l'humain, voire l'inconscient pour Dieu.
L'éthique s'inscrit dans un questionnement et non dans un énoncé

---

[5] J. Delumeau, Le péché et la peur, la culpabilisation en occident, XIIIè - XVIIIè siècles, Fayard,1984.

de réponses.
La souffrance n'y est pas la réponse d'une instance humaine ou divine. Elle est la question échangée, jusqu'à l'arrêt de toute question, comme on peut le voir dans le récit biblique de Job.
La souffrance pose la question de ce qui, chez l'homme, échappe à tout : lieu de l'inacceptable, de l'absurde, du non-sens pour l'entendement.
Dire que la souffrance contient un message qu'il convient de décoder avec des règles et une logique propre, c'est être encore au registre psychologique de l'évitement de la question.
Que ce message soit dit reçu du corps, de l'inconscient ou d'un instance dite divine...est-il à décoder ou bien à questionner ?
Question posée, ouverte, non clôturée par une réponse? Cela prouve que le sujet ne se confond pas avec sa souffrance, même quand il le dit, même quand il la sent menaçant sa capacité de symboliser, de projeter, d'imaginer, de vivre.
Alors, viennent d'autres questions :

- Quel est ce verbe d'origine qui, par le mal, me désigne comme étant en existant ? Est-ce la condition pour exister, la condition pour toute conscience humaine ? « La conscience est une souffrance », écrivait Goethe.
- Contient-elle une intention première, à accepter, comme semble le penser KG Durckheim quand il dit : «Lorsque vous rencontrerez ce qui est au delà de toute possibilité de compréhension et d'acceptation, l'inadmissible absolu, serez-vous assez convaincu pour choisir la folie du oui qui est la suprême sagesse ? Quand l'inadmissible, le trop injuste se présentera, souvenez-vous : c'est Dieu lui-même qui vient à vous, c'est une bénédiction sous le déguisement d'un malheur. »[6]

Mais, qui est capable d'assumer cette phrase, au coeur même de la souffrance, dans le malheur ?

- Aurait-elle une valeur transcendantale ? Donnerait-elle accès à un champ de valeurs autre que celui de la culture qui prétendait la contenir ?
- Ouvrirait-elle à une valeur spirituelle de l'épreuve du mal à l'intérieur même de la vie ?

[6] In J.Y. Leloup, L'absurde et la grâce Albin Michel, 1991, p. 202.,

- Serait-elle, alors, liée à la vie, à la croissance, dans l'épreuve, le passage, le deuil à faire de soi-même ? « Moins souffrir » serait-il obtenu grâce à « moins vivre » ?

- Donnerait-elle à notre vie une dimension de vérité, inaccessible sans elle ?

Dans « In search of Humanity : A theological and philosophical Approach », J. Macquarrie relie souffrance et vérité. Il montre comment différentes formes de douleur et de souffrance (douleur physique, culpabilité, deuil, angoisse devant la mort) peuvent être intégrées dans la vie. Il considère la croix du Christ comme symbole à la fois de la souffrance et de la rédemption, de la destruction et du renouveau. [7]

Nous avons dit la réflexion éthique mobilisée par la conscience d'une crise dans la vie d'un homme ou d'un groupe. De quelle sorte de crise la souffrance d'un homme nous parle-t-elle ?

Ce que l'on appelle « crise existentielle » consiste, peut-être, à s'installer dans le statut de souffrant, à y recevoir son identité. C'est mieux que rien et c'est tout ce que, parfois, un homme peut faire, même s'il dit « souffrir le martyr ».

La souffrance peut y fonctionner comme un appel, non seulement à l'autre, prochain, soignant ou proche, mais aussi à cet Autre, à cette instance dont il ne sait rien et à laquelle, dit-il parfois, cet homme ne croit pas.

Ce que l'on pourrait nommer « crise ontologique » serait à entendre comme une métamorphose, métamorphose du biologique et du psychique qui lâchent jusqu'à l'absolue solitude...ou au paradigme de la rencontre, jusqu'à rencontrer l'unité profonde de l'être et de la conscience brisée par la conscience ordinaire, celle du Moi.

Peut-être a-t-il fallu que cette brisure fasse souffrance et oblige à regarder à l'intérieur, non pour expliquer ou comprendre, non pour

---

[7] London : SCM Press, 1984. In K. Kallenberg et C.R. Brakenhielm : la souffrance : une question métaphysique posée par la médecine palliative, Journal of Palliative Care, op. cit. p. 54-56.

donner sens à tout prix, non pour guérir, mais pour être.
Le geste technique du soignant peut tenter - et réussir - la sédation de la douleur, parvenir à la faire taire mais, ce faisant, ne risque-t-il pas de faire effet de masque, de faire taire l'homme souffrant, de «le condamner au silence, l'exclure de la véritable conversation institutrice de notre humanité ? » (JF Malherbe, op. cit. p.121)

L'éthique ne peut être réponse à ces questions. En ce sens, elle ne saurait se substituer à la philosophie, à la théologie ou à une anthropologie religieuse chargée de les rendre saisissables en les réintégrant dans le savoir constitué des sciences humaines.
L'interrogation qu'elle suscite ne peut qu'interpeller ce savoir, mettre en examen ses postulats et ses appuis.
Elle ne peut qu'interpeller le soignant, pris entre le poids de l'affectif et les résistances rationnelles du discours scientifique, irrationnelles du non-dit, entre les nécessités de la pratique et les règles déontologiques ou juridiques.[8]

Cependant, le soignant est appelé à inscrire cette interrogation dans sa pratique, est convoqué à prendre la décision, à faire le geste qui apaise ou qui délivre de l'insupportable, même s'il ignore le sens du mystère de la souffrance humaine.
Au-delà de toute quête de signification, au contraire de Sisyphe, il est habité par l'espoir.
L'espoir d'aider un homme souffrant à garder son humanité d'homme est à l'opposé de l'utopie de l'éradication de la souffrance, à la manière du « meilleur des mondes » d'A. Huxley.[9]
Il est ce qui peut donner sens et valeur à l'acte de soin.

---

[8] Citons, par exemple, la douleur du nourrisson, parfois peu ou non apaisée, par résistance des différents acteurs : celle, parfois ambiguë, du soignant celle, rationnelle et économique, du producteur d'antalgique qui estime le marché trop étroit, celle, précautionneuse, du législateur.

[9] Actuellement, le thème de l'éradication de la douleur est présent dans les textes réglementaires (douleur post-opératoire par exemple) et les messages véhiculés par les médias. L'argument « on a les moyens » opère un déplacement de la charge en direction du soignant, une exonération du soigné. Doit-on entendre l'exclusion de la dimension humaine de l'expérience douloureuse ?

CHAPITRE XI

LA POSITION ETHIQUE

Il convient, maintenant, de rassembler les éléments épars, relevés au registre du sujet, du savoir et de la parole, partiellement réunis dans le regard porté sur la douleur et la souffrance, pour tenter de définir, ou, à tout le moins de décrire, ce qu'on pourrait nommer la position éthique de l'homme, soignant, pris dans la situation d'un soin à donner à un autre homme, engagé dans une décision à prendre, un geste à faire.

Position n'est pas attitude psychologique, définie comme réaction acquise plus ou moins émotionnellement vis à vis d'un stimulus, ou comme structure intégrative orientée du point de vue cognitif, affectif ou conatif (tendance d'action).
S'agissant du soignant clinicien, on peut l'entendre dans le droit fil de l'attitude clinique qui consiste à regarder, écouter, avant tout, le patient, à être attentif aux signes qu'il donne à voir ou à entendre. Si le recours aux outils techniques d'investigation et de traitement lui paraît indispensable, il n'oblitère jamais ce regard, cette écoute et cette attention.
C'est ainsi que le clinicien peut être conduit à observer l'inattendu, à entendre l'inouï, à s'interroger sur tel ou tel signe contradictoire, tel symptôme paradoxal.

La qualifier d'éthique l'inscrit dans le déplacement proposé dans ces pages, dans un questionnement qui fait passer de l'interrogation du signe donné par le soigné à celle du sens et de la

valeur à la fois de la demande sous-jacente et de la réponse possible, de la situation rencontrée et l'action attendue.
Entendons donc le terme comme exprimant la place occupée par un sujet confronté à une problématique dans laquelle les enjeux excèdent les seuls mécanismes relationnels ou opérationnels, en sachant cette problématique jamais dépassée, toujours actuelle. On comprend que la position éthique ne puisse être figée, mais en constant mouvement, dans un mouvement d'oscillation, dans la mesure où elle se déploie dans un entre-deux où se croisent, se rejoignent ou se séparent les différents paramètres de cette problématique, d'ordre personnel, relationnel et collectif, la dimension singulière des hommes réunis à propos d'un trouble et d'un soin et celle, universelle, de l'humain.
On comprend qu'elle ne puisse pas être dite « assurée », définitivement acquise, mais qu'elle soit à décider constamment.
On comprend qu'elle ne soit pas toujours rencontrée dans la pratique du soin, notamment dans les situations apparemment banales où rien ne semble appeler la prise de conscience de la dimension éthique de ce qui advient, venu de l'autre ou de soi.

Ainsi entendue, la position du soignant s'inscrit dans le cadre très général des pratiques humaines et peut être conçue comme la manière d'être et de penser d'un homme mis en situation de réaliser une action qui ne le concerne ni ne l'engage seul.
Ainsi, pourrait-on parler de la position éthique de l'homme engagé dans une action d'éducation, en milieu privé ou public, de justice, de commerce, etc... dans une action politique au sens exact du terme : concernant la vie des habitants de la cité.

Cette extension fait apparaître la différence avec ce qui serait une position déontologique du soignant, liée à la professionnalisation d'une pratique particulière, à des règles de fonctionnement édictées ou proposées dans le cadre limité des obligations et des responsabilités à l'égard des patients et des confrères.
Le chapitre précédent a montré la spécificité de la pratique du soin dans laquelle la relation est provoquée par une douleur, une

souffrance, une maladie, un trouble, un mal-être, une détresse, qui sont de l'ordre de la vie et de la mort et dans laquelle la dimension humaine dépasse l'aspect strictement professionnel.
Cette spécificité pourrait identifier la position éthique à celle que la morale nous enseigne comme juste et préférable à toute autre pour conduire notre vie et qui consisterait, ici, dans l'application d'une morale du devoir appliquée à la situation de soin.

Ethique et morale

Souvent confondus, non distingués par l'étymologie grecque et latine, ces deux termes peuvent faire l'objet d'une distinction dont le caractère heuristique semble intéressant.
E. Kant opposait la loi morale et la loi pragmatique. La première a comme mobile la qualité d'être digne du bonheur, elle ordonne ce que devons faire pour accéder à cette dignité. La seconde, règle de prudence, est une loi pratique en vue de la réalisation du bonheur.
Depuis Hume, au XVIIIème siècle, on distingue : le factuel, ce qui est (what is) et le normatif, ce qui doit être (ought to be).
Une troisième catégorie est à considérer, celle de l'optatif, du souhaitable, du préférable. Même si ces termes ne sont pas synonymes, tenons les ensemble pour le moment.
On connaît la thèse de Paul Ricoeur sur la « visée éthique », la « norme morale » et la « sagesse pratique ».[1]
Qu'en est-il dans le champ clinique de la pratique du soin?

Evoquons à nouveau I. Lorsqu'elle arrive à la séance de psychothérapie dans un grand désarroi et un grand désordre, elle est sous le coup d'une émotion, d'un trouble que ses mots ont de la peine à exprimer. Sa mère lui a annoncé son désir d'un enfant et son projet de le réaliser.
Le soignant sait la mère « psychologiquement fragile », car atteinte de schizophrénie. Il sait le débat ouvert sur le *droit à l'enfant*, la difficulté morale de s'opposer à ce droit, l'interprétation eugéniste qui pourrait être proposée d'un tel refus. Il sait qu'en somme, il

[1] P. Ricoeur, Lectures I Autour du politique, Seuil, 1991.

suffirait de coordonner les soins donnés par deux soignants différents, l'un soutenant la mère dans son désir, l'autre aidant la fille à gérer ses sentiments face à cet événement, dans l'espoir qu'un troisième soignant ne serait pas nécessaire pour l'enfant né.
Or, ce que dit I., âgée de quinze ans, est différent. Au-delà d'un premier mouvement émotionnel considérable, elle évoque ses propres difficultés passées - et celles de sa vie actuelle - pour poser la question : « Est-ce bien de faire naître un enfant comme ça ? », « Est-ce juste pour cet enfant? »
De quelles conditions parle-t-elle ? De quel bien s'agit-il ? Quel est ce juste invoqué ?
Comment un projet de naissance - et donc de vie - peut-il conduire à une telle interrogation?
La distinction entre le « bon pour la vie » et le « bien pour l'homme » a été proposée supra pour rendre compte de l'articulation entre valeur psychologique et valeur éthique.
Nous en retrouvons, ici, les termes en tension, voire en conflit. On peut même poser que cette tension est au centre de la position éthique du soignant, appelé, au sens de « vocatus », à soutenir le « bon pour la vie », convoqué à faire le « bien pour l'homme ».

Le « bon pour la vie » semble aller de soi. Il contient tout ce qui entretient, prolonge, améliore la vie de l'homme, dans ses soubassements somatiques, ses fondements psychiques et dans leur articulation. Il est tissé dans la trame du désir humain de réalisation aussi totale que possible par la création de la vie, l'inscription dans son renouvellement, jusqu'à espérer la contrôler, s'en rendre maître.
Ce « bon pour la vie » est donc mobilisé dans les situations où la vie et son renouvellement sont menacés d'être réduits ou supprimés, dans la douleur et la souffrance de l'homme dont le corps est blessé par la maladie ou l'inadéquation au désir.
La mère d'I. le donne à entendre dans la primauté du désir qui excède les limites, les restrictions, les conditions posées par l'existence d'autres que soi, au point que nul homme ne figure dans son discours.
Le soignant est appelé au chevet de cet homme, auprès de lui, pour apporter l'aide des moyens dont il a connaissance, le « remède »

qui apaisera, la solution qui libérera le désir de l'impasse du corps. Il est interpellé par cette femme pour la guérir du manque à être, lu comme manque à avoir. On le voit, ainsi, intervenir en tant que coauteur d'une vie à nouveau possible pour l'homme soigné, la femme entendue, pour l'enfant à naître. Vie maintenue, vie renouvelée, vie créée.

Le « bien pour l'homme » a été dit de l'ordre de l'humanité de l'homme, dans une visée de vie bonne pour l'homme actuel et à venir, pas seulement au registre du plaisir, même s'il l'inclut.

C'est ce à quoi nous renvoie le questionnement d'I. à propos du désir d'enfant exprimé par sa mère et accueilli par d'autres au nom du « bon pour la vie » que constitue une naissance et d'un « bien pour l'homme » rapporté à la vie psychique d'une femme reconnue « fragile », à soutenir.

I. nous invite à envisager le « bien pour l'homme » autrement, dans les effets pour cet autre homme à venir, pour ce tiers inconnu, inclus dans un désir exprimé au cours d'une histoire singulière et contingente.

La position éthique est autre que le jugement moral, référé à une norme qui dit qui doit ou ne doit pas avoir d'enfant.

Elle consiste à ne pas confondre « bon pour la vie » et « bien pour l'homme », à ne pas subsumer le second au premier, à les interroger :

- Que serait un « bon pour la vie » qui ne serait pas un « bien pour l'homme » ?
- Qu'est ce qui est le « bien pour l'homme », la vie ou l'homme vivant ?
- Est-ce que ce que je crois être à la fois « bon pour la vie » et « bien pour l'homme » - parce que bien pour l'un d'eux - peut être retenu comme action pleinement humaine ?

Les récits transmis par la mémoire des hommes nous parlent de ce point de rencontre ou de rupture entre la vie et l'homme, entre ce qui peut faire vie ou mort de l'homme en tant qu'humain.

Ceux qui constituent la bible peuvent être ainsi entendus. Celui de la genèse dit l'impossibilité de l'advenue de l'homme sans l'autre, de la femme sans l'homme pour transmettre la vie. Une femme,

nommée Marie, est racontée comme celle qui a repris et rappelé cette impossibilité. Ces textes sont dits fondateurs, non parce qu'ils expliqueraient l'origine, mais parce qu'ils posent l'humain dans un autre ordre que le biologique, parce qu'ils « coordonnent l'ordre du monde à l'ordre du commandement éthique », comme l'écrit P. Ricoeur qui parle à leur propos de « sagesse narrativisée » (La nature et la règle, op. cit. p. 323).
Il ne s'agit pas, ici, de réserver à une religion le monopole de cette sagesse, la propriété des conditions éthiques instituantes de l'humain. Il est seulement question d'interroger ce que les hommes se lèguent dans une lecture toujours actuelle, une herméneutique jamais clôturée.
Parler, à leur propos, de spiritualité pourrait donner à croire à un trajet spécifique de la pensée de l'homme, appartenant à un autre plan, jugé par certains hors de celui de la pratique du soin proposé ici.
Mais ce que nous appelons « spirituel » n'est-il pas fait des diverses composantes de notre humanité ?

La fin de l'interrogation d'I. est restée en suspens : « Est-ce juste pour cet enfant ? »
Le « juste » invoqué est à entendre dans les deux substantifs auxquels il renvoie :

- la justesse, évoquée au registre du conflit, de la position prise, du choix retenu,
- la justice référée à la norme et au jugement.

Comprenons le comme nécessité provoquée par la présence d'un tiers, à côté d'autrui.
S'agissant de sexualité engagée dans un désir de vie à donner, d'enfant à faire venir au monde, le soignant est appelé à l'aide. S'il n'a pas à juger - n'étant ni juge ni maître - il ne peut s'associer à cet engagement en renonçant à sa conscience d'humain, en se réduisant à n'être qu'un prestataire de service qui prescrit ou qui exécute un geste prescrit.
Il ne s'agit pas, pour le soignant médecin ou infirmier, de refuser le soin en se crispant sur une position sectaire, ni de tenter on ne sait quelle conversion au nom d'un « bien pour l'autre », dont on connaît les effets pervers.

Même s'il en a le pouvoir, il n'a pas à intervenir dans la position éthique de l'autre, soigné.
Cependant, cet autre est demandeur...
Parler de position éthique du soignant revient, peut-être, à dire la nécessité qu'un homme se porte garant, par son interrogation même, du maintien de l'humanité des hommes engagés dans un chemin pensé comme possible par tous et retenu comme souhaitable par l'un, individu ou couple.
La clause de conscience ne peut opérer qu'en conscience.

On voit, ici, la question éthique située au lieu de la conscience de ce qui advient et de ses conséquences, non seulement pour *soi-même* et pour *l'autre,* comme on peut le vivre dans le champ psychologique, mais encore pour le *tiers* et, à travers lui, pour *quelque chose posé entre nous et qui concerne le monde*.
La fin du verset du Deutéronome, cité supra, précise : « choisis la vie, afin que tu vives, toi et ta descendance. »
Ces derniers mots nous invitent à passer du champ psychique de l'opposition de la vie et de la mort, au champ éthique dans lequel peut se penser le rapport à la vie au-delà d'un seul, au-delà d'une seule génération, afin que quelque chose de la mort ne s'introduise pas dans la vie.
Si, pour les hommes, soignants et soignés, pris dans l'actualité de leur vie, la position éthique s'origine dans la question rencontrée dans le moment de l'épreuve, elle se déploie dans une visée plus large, dans un choix proposé entre deux voies, « *en conclusion* », dans le temps à venir évoqué par le texte biblique.
Mais, d'abord, c'est cette question qui résonne en l'autre, soignant, comme en tout autre.
Devant cette question, cet autre s'arrête. Devant la question éthique de l'autre, je ne peux que m'arrêter.
En tant que soignant, je peux seulement aider à dégager cette question du plan psychologique, à l'épurer, en quelque sorte, pour la laisser se poser à un autre plan.
Marcel Camus parlait de l'énigme de la condition humaine à propos de la coexistence de la beauté et de la misère et de la nécessité de dépasser la morale pour tenter de la comprendre.

C'est bien ce que montre la situation de soin dans l'absurde de la maladie et de la souffrance, dans la menace corporelle qui atteint plus que le seul corps, dans « la confrontation entre l'appel humain et le silence déraisonnable du monde [2] ».
L'éthique n'est pas réponse subjective mais elle peut être ce qui chez le sujet permet de dissiper un tant soit peu l'opacité, de résister au non sens.
Pour Karl Graf Durckheim, l'homme est confronté à trois inacceptables : l'absurde, la solitude et la mort.[3]
Les situations de soin posent cette confrontation dans la réalité d'un vécu, dans la nécessité d'une pratique, sans l'échappatoire de la pensée normée par la règle qui ordonne, sans la protection de la pensée armée du savoir omniscient et tout puissant.

La position éthique est, alors, expérience. L'expérience éthique y est vécue, perçue comme telle ou non, acceptée ou refusée, mais, *volens nolens*, traversée.
L'éthique apparaît donc comme appel qui déplace, question qui met en suspens là où la morale est appelée à l'aide comme appui qui légitime, savoir qui contient la réponse, parfois terrible, à la question.
Ainsi, cette jeune femme, fille de pasteur, disant : « Je sais que c'est très mal de haïr son père... », dans la culpabilité et le désarroi de la perte d'appui.

On comprend que, ici, éthique et morale ne sont pas envisagées dans une continuité linéaire.
La première n'est pas présentée comme l'application pure et simple de la seconde à la situation présente, comme une infra-morale. Elle n'est pas davantage considérée en tant que méta-morale fondatrice et justificatrice de règles particulières.
Dans le premier cas, elle serait réduite à une pratique normative, parce que normée.
Dans le second, elle constituerait une axiomatique indépassable, totalitaire et figée.

---

[2] A. Camus. Le mythe de Sisyphe. p.117.
[3] K.G. Durckheim, La percée de l'être ou les étapes de la maturité, Courrier du livre, 1988.

Or, la démarche éthique est, au contraire, ouverture et mise en suspens :

- Ouverture à l'Autre, dans ses différentes et non exclusives dimensions : individuelle, sociétale, universelle, sans précellence posée a priori de l'une par rapport aux autres.
- Ouverture à son altérité radicale comme, aussi, à ce qui constitue notre communauté d'humain : Au-delà du partage de la lignée avec le parent, de l'appartenance avec le compatriote, le compagnon, le confrère, celui de la condition humaine, au sens sartrien, avec l'étranger, avec tout autre.
- Ouverture à ce qui est posé entre nous, porté par la question, et concerne le monde, monde dans lequel nous vivons - écosystème - et dans lequel nous avons à naître puis à croître dans notre humanité.

« Avoir à » n'est pas « devoir », mais procède de la proposition et de la promesse que cela est possible.
Cette proposition et cette promesse sont reçues comme un don, dès
le commencement de la vie. Elles sont toujours là, même si elles sont parfois reprises, souvent trahies par ceux-là mêmes qui en sont les garants.

La mise en suspens permet de différer la réponse, si peu que ce soit, afin de ne pas clôturer trop hâtivement la question, de ne pas se dispenser de questionnement en faisant appel au déjà pensé, à la parole instituée et non instituante.
Nous avons vu la nécessité de laisser agir la question du sens dans le champ psychologique en différant la réponse opératoire immédiate, enfermée dans la répétition. Peut-être, de la même manière, convient-il de laisser agir la question de la valeur de ce qui peut être produit, dit et/ou fait dans ce champ?
Entendons la valeur, non comme une donnée figée dans une morale clôturée, mais comme la question de l'humain dans l'homme, toujours actuelle, jamais fermée. Est-elle à entendre comme venant d'une source archaïque, en deçà et au-delà des structures mises en place dans une histoire ? Avec P. Ricoeur, pouvons-nous dire que la question de la valeur ne se poserait pas si

elle n'était pas posée dès l'origine ?

Cependant, cette position ouverte et suspendue ne peut ne se soutenir que d'elle même.

Qu'on le veuille ou non, les règles morales existent, sont présentes et agissantes en nous à tous les moments de notre vie, explicitement ou implicitement.

Heureusement, nous dit Eugène Minkowski, car elles participent à notre unité psychique en nous évitant d'être « un agrégat de forces aveugles qui luttent entre elles. ».

Autrement dit, elles contribuent à notre humanité en humanisant nos instincts, en moralisant nos pulsions.

Heureusement, nous dit P. Ricoeur, car elles permettent de « soumettre la visée éthique à l'épreuve de la norme ». En particulier, il voit l'interdiction morale comme la réponse impérative, au sens kantien, à la violence ou à sa menace. « C'est à cause de la violence qu'il faut passer de l'éthique à la morale ». (Lectures I. autour du politique, op. cit. p. 256) .

Nous connaissons les formes de violence sans culpabilité, celle de l'exclusion de l'espace du droit, notamment. Pensons à celle de l'espace de l'humain : si le corps humain est déshumanisé, le visage effacé, tout est possible.

Le champ du soin est champ de violence, celle de la maladie, du trouble, du désordre subis par l'homme à soigner, celle du geste, de l'acte de soin, invasif, même à la surface du corps, même par le regard et la parole.

Aucune loi ne peut l'empêcher, puisque la violence peut être dite « légale ». Seul un interdit peut s'interposer entre deux hommes afin que la violence ne surcharge leur relation, que l'un ne puisse devenir la victime de l'autre.

La norme donne au sujet l'ancrage à partir duquel il peut s'affirmer, se poser. E. Kant parle d'engendrement mutuel de soi et de la norme.

La vie biologique ne donne pas de règles. La vie psychique connaît des règles de fonctionnement, qui gèrent, et non de principe, qui conduisent et protègent. La loi symbolique du sujet n'est pas une norme. Elle est à entendre à la manière des lois de la physique, en termes de causes et de conséquences.

Toutefois, cet appui requiert deux conditions :

1- La présence d'un système de règles non totalitaires, c'est-à-dire ne prétendant pas contenir la totalité de la vérité de l'homme.

2- La reconnaissance de la conscience libre de chacun et la possibilité d'une herméneutique.

La pratique clinique du soin psychosomatique donne à entendre et à voir les effets d'un système totalitaire qui, au nom du bien, conduit à la mort, à la dé-naissance.

La morale de la personne qui nous gouverne est dite, pour l'essentiel, d'inspiration judéo-chrétienne. Ajoutons, pour une très large part, stoïcienne.

Elle nous est transmise par l'intermédiaire de traductions « orientées » par leur inscription dans un courant de pensée, une idéologie implicite.

Contrairement aux apparences, les patients rencontrés ne sont pas si différents de la clientèle freudienne du début du siècle. Ils manifestent les effets d'une lecture centrée sur la faute, la soumission, le sacrifice et le renoncement à être, face à tout ce qui représente l'autorité, la tradition, l'institué (parents, aînés, hiérarchie laïque ou religieuse).

« Un père, ça se respecte ! », disait un patient en conflit avec ses enfants, citant ce qu'il croyait être un impératif moral puisé dans la bible[5] . « A condition d'être respectable », répondait le fils.

La position éthique peut conduire, non à rejeter cette lecture - peut-être comme on serait tenté de le faire, dans un premier temps, parce que non conforme au désir - mais à l'intégrer dans son interrogation, en la situant, par exemple, par rapport à une idéologie paternaliste.

Elle peut conduire à en « peser le poids, la réalité », comme y invite la racine *kbd* du verbe hébreux du verset. Le père et le fils évoqués supra peuvent s'y retrouver dans leur désir que « loi et généalogie se rejoignent », comme le dit l'exégète P. Beauchamp, à propos du même verset.

---

[5] « Honore ton père et ta mère... » c.f. l'analyse de M. Balmary, Le sacrifice interdit, op.cit. p. 100.

Ils peuvent, ensemble, y penser ce que signifie donner, rendre et recevoir [6].
On en voit la difficulté dans la rencontre de cet autre souffrant qui n'apporte pas une demande d'aide à monnayer contre le renoncement à ses appuis, même s'ils sont pour quelque chose dans sa souffrance.

Parler de loi et de généalogie nous conduit à la question de la génération, lieu central du questionnement éthique, constamment retrouvée derrière les conflits et les impasses portés par les symptômes, dits par les demandes.
Générer un homme ne se réduit pas à transmettre des gènes, à se survivre à soi-même en se reproduisant à l'identique.
La sexualité n'y est pas que *libido,* force somatopsychique, comportement. En ce sens, on peut dire que s'il y a une morale de la sexualité, il n'existe pas une éthique.
Ainsi, l'homosexualité ou l'hétérosexualité ne sont-elles pas objet d'un questionnement éthique, alors que les sujets, se disant homo ou hétérosexuels, sont appelés à la même interrogation sur la valeur humaine de ce qu'ils font.
Cette interrogation sur le mode de sexualité ne peut viser la loi juridique ou la loi psychologique que l'ancrage culturel fragilise. Sont évocables, ici, les justifications culturelles de tendances pédophiles par tel ou tel patient. On pourrait citer Roger Peyrefite.[7]
Par contre, l'homme peut s'interroger sur la qualification humaine de la transmission de la vie donnée.

On perçoit que la position éthique du soignant ne peut consister que dans un « être-avec », qui n'est ni la position d'un guide qui précède car il sait le chemin, ni celle d'un spécialiste du suivi médical ou psychologique qui surveille.
Etre avec, parler avec, et non à. Etre avec cet autre, plus ou moins proche ou lointain, porteur de sa demande et de son désir, de ses références propres.
C'est pourquoi le soignant, face au soigné, ne peut être ni invasif,

---

[6] J. Godbout, L'esprit du don, Montréal, Paris, La Découverte, 1992.
[7] R. Peyrefite, Les amitiés particulières, Flammarion., 1945.

ni évaluatif. Son interrogation ne peut être qu'intérieure (nommée « colloque intérieur », « délibération » ou autrement...).
Par contre, la situation rencontrée, les difficultés de l'action à réaliser, appellent une évaluation. La position éthique ne peut faire l'économie du jugement sur l'actuel et le souhaitable, pas plus qu'elle ne saurait prétendre s'appuyer sur une seule évaluation acceptable.
C'est pourquoi elle est à partager avec d'autres consciences, avec d'autres hommes, porteurs de références et d'éléments d'herméneutique différents.
Le soignant est, parfois, dans la position d'un Spinoza refusant non la morale, comme Sade, mais le moralisme, prenant appui sur le désir, en tant que puissance d'exister et d'agir, pour donner à sa vie et à ses actions une direction, une visée éthique, c'est-à-dire libre.

Ethique et conflit

La position éthique du soignant apparaît donc dans les situations où la demande du soigné renvoie à la difficulté, à l'impasse dans laquelle se sent l'homme lorsque ses appuis habituels ne suffisent plus.
Le respect et le retrait de l'autre sont aussi nécessaires que l'interrogation et la mise en examen de ce qui advient ainsi que de l'action à réaliser, quels que puissent être cet autre, la situation et la réponse à donner.
C'est pourquoi elle n'est pas de l'ordre de l'exception dans la pratique du soin.
Pour le soignant, il n'est pas de cas mineur ou banal, d'acte appuyé sur la seule certitude ou la maîtrise du geste de soin.
La position éthique naît de la nécessité consentie d'une ouverture à un questionnement constant de ce qui advient et de l'action possible, à une évaluation renouvelée, autre que celle apprise et reproduite dans une répétition figée.
Cette évaluation et ce questionnement sont rappels que le lieu du soin est, d'abord, lieu d'humanité, avant d'être espace sociotechnique ou champ psychologique.

C'est pourquoi elle ne saurait être originée ailleurs que dans la vie, dans le désir qui l'anime, dans la conscience qui l'humanise en la pensant, en lui donnant une visée et pas seulement un but.
Originer ainsi la position éthique conduit à se poser la question de ce qui la provoque et ce qui la permet non seulement chez l'homme engagé dans la pratique du soin, mais aussi chez ceux qui, non engagés directement, sont, cependant, conduits à la penser, pour eux-mêmes et pour tous.

Au titre de ce qui la provoque, dire que la position éthique procède de la difficulté de l'action et du conflit, c'est la mettre en situation dans l'histoire de l'homme et des hommes, dans une anamnèse personnelle comme dans une histoire collective.
Conflits, impasses et difficultés de l'action sont le lot ordinaire de la vie de l'homme depuis son commencement.
Evaluation et recherche d'appuis sont constitutifs de sa position dans le monde, participent à la construction de son identité, au développement de sa personne.

La psychanalyse les inscrit dans le cadre de la genèse de sa psyché, de l'évolution de son Moi, de l'explication génétique du surmoi.
Par la pulsion, l'homme se sépare de l'animalité dirigée par l'instinct, avant de le faire par la loi. Il lui reste à l'assumer, à la moraliser pour accomplir son humanité.
Ainsi, au cours de la deuxième septaine de la vie, en même temps que le psychisme se structure grâce aux mécanismes défensifs et à l'acquisition des éléments extérieurs intériorisés constitutifs du surmoi, « se constituent les forces psychiques qui, plus tard, feront obstacle aux pulsions sexuelles et, telles des digues, limiteront leur cours: le dégoût, la pudeur, les aspirations morales et esthétiques. Cette évolution, conditionnée par l'organisme et fixée par l'hérédité, peut, parfois, se produire sans aucune intervention de l'éducation. »[8]
Le transgénérationnel ajoute, ici, à l'interpersonnel socioculturel en apportant une « force » intérieure porteuse d'une nécessité,

[8] S. Freud, Trois essais sur la sexualité, Idées, Gallimard, 1964, p. 70.

d'une « aspiration ».
La conscience morale qui en résulte constitue un appui solide, humanisant.

Mais, lorsque J., 9 ans, rencontrée pour une souffrance due à la maltraitance, entend son père, pris dans la violence verbale de mots jetés hors de son humanité d'homme, lui lancer : « Tu es une merde ! » , et lui répond : « Est-ce que tu dirais ça à une fille que tu rencontrerais dans la rue ? ».
Où le prend-elle ? D'où le sait-elle ? Le tient-elle d'un parent ou d'un ancêtre ?
D'où provient l'effet considérable produit par la question sur le père rapportant l'événement ?
Peut-on parler de frémissement, d'intuition chez l'enfant, de résurgence d'une humanité enfouie, recouverte par la souffrance subie dans sa propre enfance chez le père ?
Peut-on apercevoir la dimension éthique de ce qui est posé, soudainement entre eux ?
D'autres rencontres d'enfants du même âge portent témoignage de ce type de questionnement, le plus souvent refusé ou non entendu.
La pudeur peut y être entendue comme limite posée par l'enfant pour échapper à la prise de son intimité par l'autre, comme sentiment de ce qui est « inviolable » en lui.

C'est surtout à l'adolescence, à un moment crucial du développement humain - pas seulement psychologique - que l'homme prend conscience de la nécessité de dépasser les schèmes importés.
La loi du Surmoi, fondée sur la culpabilité et l'angoisse, la conscience morale de l'idéal du Moi ne peuvent plus fonctionner comme référents de la gestion de l'expérience.
Alors, à nouveau, l'homme dit « non ». Il dit « non » au conformisme qui le nie en tant que sujet, « non » à l'évitement du conflit qui est la négation de la conscience.
Dans son livre-testament, « Mars », F. Zorn dit l'impossibilité de ce « non », la force de cette conscience morale qui est une « non-conscience ». Il dit l'éducation « à mort » reçue, et, parlant du cancer qui le tue, la « maladie de l'âme » générée. (F. Zorn, Mars,

op. cit.). Les mots utilisés ne renvoient pas aux seuls mécanismes psychosomatiques.
A l'adolescence, on peut parler d'un passage renouvelé du Moi au Je, d'un passage, nouveau, du Je au Soi, sans compromis possible, comme l'exprime la radicalité de la pensée. On peut parler d'un passage de l'intériorisation, qui est un processus, d'ordre fonctionnel, à l'intériorité, qui est un sentiment :

- Sentiment de sécurité intérieure. Désormais, la sécurité ne peut venir que de soi, du sentiment d'exister comme être-au-Monde.
- Sentiment de valeur propre en tant qu'être-soi.
- Sentiment d'autonomie intérieure qui fait sortir de la dépendance, de la colonisation par l'Autre, tutélaire et dominateur, qui donne à entendre une autre « voix » que celle, ancestrale, portée par les parents.

Ces sentiments d'une réalité intérieure conduisent à l'émergence d'une éthique qui n'est plus le Surmoi acquis par intériorisation. Le Surmoi est une fonction, l'éthique apparaît comme une valeur.
L'homme, *adolescens*, a l'intuition de trouver la loi autrement que par l'intermédiaire des lois et règlements, autrement que dans la morale inculquée. Il considère que la vie n'est pas faite seulement de buts à atteindre, mais qu'elle a un sens et une direction.
Ses exigences éthiques sont bien plus fortes que les contraintes « importées » du Surmoi.
Cette éthique est davantage interrogation qu'appui, trouble que certitude. Elle n'est pas que personnelle, mais ouverte à une dimension collective, universelle.

On voit que ce que la psychanalyse appelle « genèse de la conscience morale et du surmoi » ne recouvre pas ce qui peut être entendu, ici, par « émergence de la position éthique ».
L'acte d'interrogation et d'évaluation qui la constitue ne saurait être expliqué par la seule mise en place de mécanismes psychologiques répressifs.

Si l'adulte parle si souvent sous l'emprise de l'instance installée par ceux qui l'ont gouverné, c'est parce que ce passage à la position éthique est difficile, qu'il ne peut se faire que dans la solitude de la conscience, à ne pas confondre avec l'isolement de la

personne.
L'intuition, l'appel - acceptons les deux termes - de son adolescence, vécus dans un temps de crise, sont recouverts par les nécessités adaptatives.
Il faut qu'à nouveau il prenne conscience de l'insuffisance des schèmes habituels de conduite, il sente une exigence intérieure plus forte que les références extérieures usuelles, morales ou légales.
Mais il faut, aussi, qu'il renouvelle sa position vis à vis de l'Autre et du monde.
Il a acquis une position psychologique personnelle et mondaine qui lui donne le sentiment d'être soi, dans la réciprocité, l'échange et la communication, toujours prêt, néanmoins, à prendre une position défensive face à toute menace, régressive devant l'adversité, offensive contre tout ce qui gène, trouble, déplaît, fait obstacle au désir.
La position éthique n'est pas renoncement à être soi, même dans les formes dites pathologiques ou revisitées par la thérapie.
Elle est prise de conscience :

- De la dimension profondément et nécessairement évolutive : être soi signifie devenir soi.
- Du passage nécessaire par l'être-soi de l'Autre, dans une nouvelle forme de réciprocité qui n'est pas attente. La réciproque, « c'est son affaire » avons-nous entendu d'Emmanuel Lévinas. (Ethique et infini, op. cit.)

La pratique du soin somatique, comme celle du soin psychologique, devrait s'y inscrire tout entière.
On peut lire dans l'ouvrage princeps de E. Minkowski : « Le fait qu'on a un « fou » devant soi, ne justifie nullement les conduites qu'on serait tenté, suivant les voies de la facilité et de l'irréflexion, d'adopter à son égard. » (Traité de psychopathologie, op. cit.)
On pourrait substituer au « fou » tout autre « malade » : l'enfant, la personne âgée, toute personne dont la singularité est faiblesse ou étrangeté, dont la demande est problématique, par excès ou par défaut.
On pourrait l'entendre pour les soins psychosomatiques, ou ceux prétendus strictement organiques.

La réciprocité éthique inclut, en le dépassant, l'ajustement psychologique : « Assumer la réciprocité constitutive de l'être

humain, c'est veiller à développer tout homme et tout l'homme. » (J.F.Malherbe, Pour une éthique de la médecine, op. cit. p.61).
De même, dépasse-t-elle le compromis.
Parler de la radicalité de la position éthique fait apercevoir le risque de crispation et de séparation, c'est-à-dire - dans l'étymologie latine du terme - de sectarisme. L'éthique sectaire constitue le fond de l'intégrisme.
Par position radicale, entendons une position non mélangée, non syncrétique, à l'opposé de la position psychologique habituelle qui consiste à tenter de ne renoncer à rien, dans la peur de tout perdre, confronté à cet autre, malade, mourant ou fou, potentialité de soi-même.

De manière apparemment paradoxale, cette radicalité de la position du soignant peut être considérée à partir de la catégorie du *juste*, proposée par Maïmonide, médecin juif du XIIème siècle. Le soin manifeste bien ce que peut être le juste milieu - que Maïmonide nomme « voie royale » - entre passion et indifférence, excès et défaut.
Ainsi, le respect, dont on parle tant sans savoir où le situer, serait-il à poser dans cette attitude juste, ni idolâtre jusqu'au sacrifice de soi, ni distant jusqu'aux confins du mépris.
« En hébreu, pour définir le bien ou le mal, on parle de « bonnes mesures » et de « mauvaises mesures ». On ne saurait dire plus éloquemment que c'est la proportion qui détermine le jugement de valeur...Toute action qui n'est pas à la mesure soit de l'homme qui l'accomplit, soit du but poursuivi est d'emblée proclamée mauvaise. », écrit Adin Steinsaltz qui ajoute qu'il ne s'agit pas de faire l'apologie de la médiocrité mais de situer toutes choses, y compris les extrêmes.[9]
La tournure « ni...ni » exprime le caractère apophatique de cette démarche conduisant à un autre mode de la pensée qui renonce à la synthèse, à l'abolition de la différence, de la contradiction.

La notion d'entre-deux spécifie la position éthique. Elle dit la difficulté de la penser. Elle la fait apparaître dans une articulation vide, un manque à penser et à produire un

---

[9] A. Steinsaltz, La rose aux treize pétales, Albin Michel,1991, p. 117.

comportement adapté et structuré comme un schème.
Dans un premier mouvement, l'appel à la loi morale ou civile peut y être appel à l'appui, comme interdit et obligation. Mais la réponse de la loi ne suffit pas. Ce manque de la loi est, parfois, qualifié de « crise des valeurs » ou « vide juridique », comme pour situer la faille ailleurs...
La référence à un « prêt-à-penser », philosophique, même revisité par la modernité contemporaine, est constamment confrontée à sa limite.
Ethique de conviction ou de responsabilité, du juste naturel ou procédural, du bien transcendant ou immanent, de l'Autre sociétal ou universel se croisent dans le champ social du soin, depuis sa décision jusqu'aux formes de sa mise en oeuvre. Faut-il faire un choix ?
Comme l'écrit Jean François Mattei : « Entre la loi morale et la loi civile, entre l'éthique de conviction qui repose sur la foi et l'éthique de responsabilité qui impose la loi, je ne suis pas sûr qu'il faille choisir. »[10]
Leur impossible, mais aussi nécessaire (?), conciliation met en lumière la spécificité même de l'éthique pensée dans ce champ là.

En effet, ce qui caractérise cet entre-deux où se pose l'enjeu éthique, c'est l'opposition, le conflit, non entre le bien et le mal pour l'homme - qui relève de la conscience morale dont nous sommes équipés - mais, plus difficilement, entre le « bon pour la vie » et le « bien pour l'homme », et, dans cette dernière catégorie, entre des biens contradictoires.
S. Rameix propose quelques exemples qui montrent la diversité contradictoire des « biens » : conflits entre le bien d'un seul et celui d'un ou des autres, entre les principes fondateurs du bien (bienfaisance/respect/justice...). (Fondements philosophiques pour une éthique médicale, op. cit.).
Or, la pratique clinique confronte à ces contradictions, même en dehors des situations exceptionnelles habituellement évoquées.
Répétons fortement, ici, que la position éthique ne relève pas que de l'exception et ne concerne pas seulement quelques cas extrêmes

[10] J.F. Mattei, Les droits de la vie, O. Jacob, 1996, p. 171.

pour la plupart des soignants, ou un petit nombre de soignants appartenant à une spécialité particulière.
Ces conflits ne naissent pas seulement de situations qui excèdent les systèmes de valeurs que les hommes partagent dans leur communauté de vie.

Cette diversité des situations et des types de conflits rencontrés dans la pratique ordinaire du soin fait problème : Les questionnements et débats qu'ils provoquent sont-ils susceptibles de créer de nouvelles valeurs éthiques réunissant les hommes autour d'une conception de l'homme et d'une visée de la vie humaine renouvelées?
L'histoire de la philosophie nous détourne de le penser en nous montrant, au contraire, l'actualité des options proposées depuis le commencement de la réflexion sur l'homme et sa vie : transcendance ou immanence, autonomie ou hétéronomie, téléologie ou déontologie.
Par contre, ce qui paraît nouveau, dans cette actualité, tout particulièrement dans le champ du soin, c'est le croisement de ces options, leur complémentarité plutôt que leur exclusion réciproque.
Mais, alors, peut-on parler d'éclectisme nécessaire pour tenir compte de la complexité d'une éthique du vivant ou bien d'un risque de syncrétisme et de perte de cohérence?

Les théories éthiques actuelles apparaissent comme à la fois enracinées dans une option philosophique et des principes anciens et porteuses de notions nouvelles adaptées à l'état de fait de la Société ainsi qu'aux enjeux d'un *vivre ensemble* problématiques et vitaux.
Les problèmes éthiques rencontrés au fil de ces pages trouvent des éléments de réponse dans leurs différentes propositions. C'est ainsi que :

- Le Principe Responsabilité de Hans Jonas[11] permet d'interroger les pratiques en matière de manipulations génétiques,

[11] H. Jonas, Le principe responsabilité. Une éthique pour la civilisation technologique, Cerf, 1991

de thérapies géniques, d'intervention sur l'embryon.

- L'utilitarisme anglo-saxon, reposant sur la maximisation du bien attendu, pose la question du bien-être dans sa dimension collective de gestion de la santé publique, dans celle, individuelle, du consentement à un risque thérapeutique ou expérimental.

- A l'opposé, la théorie de la justice de John Rawls appelle l'attention sur la nécessité de fonder les décisions de soin sur des procédures équitables acceptables par tous. La répartition des ressources de soins évoquée supra, notamment dans le cas de la rareté (greffes, soins coûteux...), l'utilisation d'un diagnostic prédictif peuvent être référées au principe de justice pour tous plutôt qu'à celui de la bienfaisance pour quelques uns.[12]

- De même, l'éthique de la discussion de Jûrgen Habermas se retrouve-t-elle dans le fondement même des comités d'éthique et des instances mises en place dans le but de mettre en oeuvre une réflexion plurielle sur la recherche et son application au soin. [13]

- La théorie autonomique de H. Tristan Engelhardt pose la question centrale rencontrée, ici, dès les premières pages, celle de la relation de soin, du respect de l'autre, soigné, de son statut dans cette relation. (The foundations of bioethics, op cit.)

Cependant, il ne faudrait pas croire à une relation simple et univoque entre un problème éthique posé dans le champ du soin et la solution spécifique apportée par une théorie. Nulle solution n'est incontestable. C'est ainsi que J. Habermas critique le contextualisme jugé trop relativiste - et donc éthiquement faible - de B. Williams, que P. Ricoeur relit J. Rawls dans la perspective d'un rapport dialectique entre déontologie et téléologie.
L'altérité posée par E. Levinas comme expérience fondatrice du décentrement de soi, comme fondement d'une éthique de la responsabilité pour autrui, est très différente de l'autonomie comme principe de recherche du bien pour un autre supposé capable de décider, proposée par H.T. Engelhardt.

Ce qui apparaît, également, c'est la nécessité d'interroger

[12] J. Rawls, Théorie de la justice, Seuil, 1987.

[13] J. Habermas, Morale et communication, Cerf, 1991, p. 89.

les systèmes de valeur posés comme appuis. S'agit-il de valeurs culturelles produites par le groupe pour assurer sa cohésion et sa pérennité? Evoque-t-on les valeurs morales retenues au cours d'une histoire collective et intériorisées par chacun ?
Cette interrogation fonde la position éthique, non comme référence choisie à un système de valeurs constitué, mais en tant que valorisation de l'expérience.
A la banalisation de la pratique du soin, induite par les facteurs psychologiques défensifs, sociologiques organisationnels, le soignant peut substituer la valorisation de l'expérience que cette pratique donne à vivre dans la rencontre, jamais banale, d'un humain.
Valoriser l'expérience signifie valoriser l'acte de soin et les hommes engagés dans cet acte, qu'ils soient soignants ou soignés, reconnus et considérés dans leur pleine humanité. On peut parler de valorisation réciproque entre un soignant et un soigné.
Cette valorisation distingue position éthique et position psychologique en déplaçant le choix d'action du registre du désirable, exclusif, à celui du préférable, relatif.
Les conflits seraient insurmontables si le désir de l'un devait s'accorder avec celui de l'autre et de tous les autres. L'altruisme versus égoïsme, en tant que catégorie psychologique, ne pourrait que renforcer le caractère subjectif de la valorisation de l'expérience.
Au contraire, prendre une position éthique, interrogative et réflexive, conduit le soignant à transformer son existence empirique habituelle, répétitive et aliénante. On peut parler de retournement dans une vie lorsque cette position est présente au quotidien, dès la rencontre d'un humain, quel que soit son âge, sa condition, le trouble qui l'affecte et la demande qu'il formule.
Ce retournement peut être entendu dans un des sens du mot hébreu « techouva », présenté par Adin Steinsaltz : choix d'une nouvelle orientation de vie qui brise l'immuabilité du déterminisme, ramène à l'humanité fondamentale, choix non de la perfection idéale mais d'un chemin, d'une visée, qui n'est pas celle de la réussite mais de l'accomplissement. (La rose aux treize pétales, op. cit.).

La visée éthique

Madame B. Confie, bien des années après une interruption de grossesse, qu'elle l'a vécue comme une perte de direction plus que comme transgression de règles. « Ma vie n'a plus de sens parce que je ne sais pas où elle va. »
Elle nous dit ainsi que la transgression de l'interdit l'a laissée dans l'ordre éthique, lui a révélé son appartenance à un tel ordre.
Elle nous fait penser à Gide, cité par Delpierre : « Arrachez moi d'ici à présent et *donnez moi des raisons d'être*. Moi je ne sais plus en trouver. Je me suis délivré, c'est possible, mais qu'importe, je souffre de cette liberté sans emploi. ». [14]

La psychothérapie permet, parfois, de trouver en soi un point solide, dans la solidarité, la connivence avec le soignant, dans le *hic et nunc* de ce qui se dit, se joue.
Elle remet en route, dit-on, restituant le soigné à son histoire, l'aidant à ne plus être « sidéré », comme épinglé à un moment de cette histoire. Mais après ?
E. Amado Lévy-Valensi rappelle ce qui fut nommé « parkinson post-analytique » de certains analysés en difficulté avec cette nouvelle « motilité ».(La névrose plurielle, op.cit.p.73).

On touche, peut-être, ici, ce qui est le fond et la difficulté essentielle de la position éthique : Elle est moins de l'ordre du chemin, balisé par des événements, des règles du code ou des articles de la loi, intégrés et compris, que de celui de la direction, de ce vers quoi je vais et que je ne sais ni ne comprends.
Elle est déplacement, mise en route dans le lieu de questionnement constitué par l'entre-deux posé entre nous.
Dans un récit très ancien, le paradigme en est le désert, à la fois lieu d'édification des lois à venir et lieu de la question « Man hou? », dont les hébreux se nourrirent pendant quarante ans, dans le souvenir de la violence subie sur la terre de captivité et l'apprentissage de la séparation.[15]

---

[14] La peur et l'être. Privat.1973. p. 196.
[15] E. Jabès, Le livre des questions, Gallimard, 1975.

C'est pourquoi la tentation est forte de trouver de nouvelles assurances, de nouveaux appuis. On les cherche en l'homme, dans les conceptions autonomiques post-kantiennes. On peut les croire plus sûrs hors de l'homme, dans la nature et la vie, dans la présence divine à ses côtés.

De même, pour le soignant, ce chemin aperçu du devenir de l'homme dans cet autre, présent et souffrant, l'est-il dans une «visée » de ce qu'il croit être une « vie bonne » « avec et pour autrui dans des institutions justes », comme l'écrit P. Ricoeur, définissant la visée éthique.[16]

Visée d'une « vie bonne », d'un « bien vivre », d'un « bon pour la vie », le dénominateur vital de ces expression montre à la fois l'ancrage de l'éthique dans la vie des hommes, et l'équivocité de la qualification éthique. Par exemple, la référence à la notion de dignité : qu'est ce qu'une vie digne, ou non, d'être vécue?

La visée d'une vie digne d'être vécue peut conduire à intervenir dès la promesse de cette vie et à dériver vers une visée autre : celle d'un homme « en bonne santé », « ayant une bonne qualité de vie », fabriqué comme un objet, programmé à partir de critères de conformité. Cette dérive a un nom : l'eugénisme.

D'autre part, ce qui caractérise la visée éthique, c'est la préoccupation , le « souci » de la qualification humaine de cette vie. Cette « vie bonne » est « bien pour l'homme » car elle est fondée à la fois sur la sollicitude mutuelle, partagée, et la justice assurée à tous par les institutions.

Elle vise aussi au bonheur, nous dit Peter Kemp : » Il n'y a pas d'éthique sans l'idée d'une vie heureuse. »[17]

Prenant appui sur Spinoza et sa visée de « la béatitude suprême », R. Misrahi propose une éthique de la joie, immanente, construite sur l'autonomie, la relation réciproque avec l'autre et l'ouverture au monde.[18]

---

[16] P. Ricoeur, Soi-même comme un autre, Seuil, 1990,p. 202.

[17] P. Kemp, Ethique et médecine, Tierce-médecine, 1987.

[18] R. Misrahi, Qu'est-ce que l'éthique?, Armand Colin, 1997.

La visée est autre que l'idéal platonicien du Souverain-Bien, abstrait et inaccessible, autre que celui proposé par Ernst Bloch, anticipant un monde meilleur, délivré de la misère par la révolution plutôt que par la pensée d'une utopie abstraite et formelle.[19]

Elle est autre que l'intention. Elle regarde plus loin. La métaphore de l'horizon, proposée à propos de la loi, peut être reprise et transposée dans le temps. Elle engage davantage l'homme dans l'avenir. Elle l'engage dans l'homme à venir.
Ainsi, le déplacement éthique met-il l'homme en mouvement.
Les grecs appelaient « hamartia », l'erreur, la faute, à partir du verbe « hamartano », manquer le but, dévier, indiquant l'erreur de visée. Il est regrettable que le terme ait été traduit par le mot « péché », lourd de culpabilité figée et sidérante.

Cette visée, qu'il croit bonne, le conduit à un mode d'agir ressenti comme une obligation. Ainsi, l'impératif kantien : « Agis de telle sorte que tu traites l'humanité aussi bien dans ta personne que dans la personne de tout autre toujours en même temps comme une fin, et jamais simplement comme un moyen.»[20]
Pour E. Kant, obligation et fin sont liés. Il parle de destination pour le bien, de penchant pour le mal.
C'est parce que, dans la pratique du soin, l'humanité est présente dans la personne du *soignant*, dans celle du *soigné*, mais aussi dans *tous les autres*, que téléologie et déontologie ne sont ni opposables, ni substituables, mais articulées.
C'est cette humanité qui qualifie la visée éthique. Seul, l'homme est porteur d'une visée qui n'est pas seulement un but.
Cette visée n'est pas écrite hors de lui, dans la nature, dirait Stephen J. Gould,[21] elle s'origine dans l'exigence de signification et la projection
Comme l'écrit Delpierre : « Le véritable sens d'un être, c'est son sens ultime, ses fins et sa fin, le but qu'il s'est donné, même s'il ne l'a pas atteint. »[op.cit. p.196]

---

[19] E. Bloch, Le principe espérance, Gallimard, 1991.
[20] E. Kant, Fondements de la métaphysique des moeurs, Delagrave, Ed. 1969, Section II.
[21] S.J. Gould, L'éventail du vivant, Seuil, 1997.

C'est pourquoi il lui est nécessaire de laisser la question en suspens mais pas sans réponses dans les différents champs de validité où elle est rencontrée.
Ces réponses ne sont pas une. Elles ne sont pas davantage données toutes faites par on ne sait quelle Providence. Elles sont construites par les hommes, dans leur évolution et leur histoire, dans leur finitude et leur faillibilité.
Le soin donné par une personne, dite compétente, à une autre, supposée le demander, ne peut s'autoriser seulement du désir, même si ce désir est sollicitude, de la volonté, même si elle est dite « bonne ».
L'éthique le dit, à la fois orienté vers... et fondé sur...
P. Ricoeur considère la relation dialectique entre le téléologique et le déontologique, d'où émerge l'idée du juste, comme le fondement même de l'éthique. (Lectures I. Autour du politique, op. cit.)
Plus que quiconque, le soignant est appelé, dans sa pratique, à vivre cette dialectique, non pour prétendre réussir l'impossible con-ciliation du juste et du bien, mais pour la poser dans le champ de sa conscience comme un devenir possible, toujours ouvert.

L'individu et le collectif

Au chapitre I, le soin a été situé dans le cadre du collectif social à la fois par son inscription dans un système sociotechnique, par le caractère socioculturel de ce qui le motive et par les tensions - ainsi que les débats - qu'il génère dans le champ social.
L'éthique, rencontrée dans le discours des soignants et des gestionnaires de la santé, est apparue comme un cadre, limite pour les uns, appui pour les autres, nécessaire pour penser le soin.
Le propos, ici, est différent. Il vise à interroger ce cadre et ce discours, à se centrer moins sur des déterminations inévitables que sur les hommes concernés et la position qu'ils sont amenés à prendre dans la rencontre d'un autre homme à soigner.

La position éthique se situe au delà de la relation réduite à deux, avons nous dit, évoquant la dimension collective de cet au delà.

L'étymologie du terme « éthique » nous invite à situer la démarche qui s'en réclame dans la vie concrète des hommes, dans une visée d'humanisation de cette vie. Or cette vie est sociale et se déploie dans des formes d'existence qui reçoivent leur spécificité de cette socialité.

Cette socialité peut s'entendre comme limite imposée à la réflexion éthique, comme cadre déterminant la position éthique de chacun, à la manière du contextualisme de Bernard Williams. [22]

Le questionnement éthique ne naît pas de rien, il ne naît pas uniquement de soi ou d'autrui, il est provoqué par des éléments constitutifs d'un contexte à la fois psychologique, social et culturel.

Le discours dans lequel sont énoncées les questions et les réponses est celui d'une communauté linguistique. Il en véhicule les conceptions et les évaluations.

La réflexion éthique peut alors consister dans un écart, une mise à distance, que nous avons appelée « mise en examen », des pratiques sociales, interrogées dans leur visée et dans les effets sur les hommes de leur mise en oeuvre.

C'est dire que la position éthique ne saurait faire l'économie de l'interrogation des formes sociales données au soin, des moyens économiques mobilisés et des objectifs de santé décidés collectivement. Sauf à vouloir occuper une position de sagesse dégagée des contraintes et des enjeux sociaux et qui consisterait à articuler individualité et universalité dans une métaphysique qui, concernant la pratique du soin, ressemblerait fort au point de vue de Sirius.

Le soignant n'a pas à juger mais à soigner. Il ne peut échapper, cependant, à l'interrogation sur les formes à donner au soin pour qu'il réponde à sa visée éthique.

Confronté à la souffrance humaine, dans son extrême et infinie variété, il s'interroge : « Quel est ce « vivre ensemble » dont l'organisation produit de tels effets sur l'homme ? »

Le discours de la coordination des infirmières entendu au cours des actions collectives du printemps 1996, portait cette

---

[22] B. Williams, Ethics and the limits of philosophy, London, W. Collins, 1985.

interrogation, contenait cette résonance éthique. Il exprimait la tension devenue insupportable entre le « bon pour la vie », en progrès constant, et le « bien pour l'homme », menacé par les choix d'organisation et de gestion économique du soin.
Le soignant, soupçonné d'être « dépensier », peut sentir, plus encore que les travailleurs sociaux, son appartenance à ce que P. Bourdieu appelle la « main gauche » d'un Etat, dirigé et organisé par une « main droite » lointaine et parcimonieuse. [23]
Dans leurs débats avec les institutions gestionnaires des dépenses de Santé, les médecins apportent des éléments d'ordre éthique, lorsque, par exemple, ils considèrent que l'acte de soin n'est pas réductible à la seule prescription, que la qualité de vie du malade est à prendre en considération à même proportion que son coût, que chaque individu vaut.
Cette position fait apparaître l'éthique du soignant dans sa complexité, son ambivalence.
Face à la singularité de l'autre, blessé, demandant soin, il est dans la sollicitude d'un humain pour un autre humain.
Mais, soignant ès qualité, il doit décider des modalités du soin. Formes et modalités des soins donnés sont l'objet de choix au plan collectif, où le souci de sollicitude fait place à celui de justice.

Ces débats et ces discours sont exemplaires car ils expriment à la fois la prégnance croissante de la dimension éthique dans le champ social, et la difficulté d'un « vivre ensemble » qui intègre revendications individualistes et responsabilité collective.
Le champ du soin fait apparaître, tout particulièrement, les tensions entre le modèle individualiste prégnant dans les sociétés démocratiques et les enjeux collectifs qui interviennent de plus en plus dans les pratiques sociales.

En tant qu'individu (« individuum in se et ab aliquo »), l'homme, soignant et soigné, s'appréhende dans son être propre, son soi, irréductible et distinct par rapport à quiconque, mais il se saisit, aussi, d'emblée, comme être social.

---

[23] Entretien avec RP Droit et T. Ferenczi, Le Monde du 14 janvier 1992, repris dans Contre-feux, Liber-raisons d'agir,1998.

Sa visée éthique s'inscrit dans un pouvoir être, choisir et décider, marqué par la limite et la dépendance.
Cette limite et cette dépendance assurent la possibilité d'être avec l'autre, en tant que socius, avec les autres, membres d'une même communauté. Elles peuvent être source de tension entre les hommes situés dans des lieux et des modes différents du fonctionnement social.
C'est pourquoi, dans le champ du soin, soignants en charge de la pratique effective, techniciens chargés de la gestion des moyens et responsables politiques porteurs d'un projet global débattent et parfois s'opposent. Leur débat est de nature profondément éthique dans la mesure où il porte sur la visée d'un « bon pour la vie » et d'un « bien pour l'homme » dont chacun, dans son domaine, se sent porteur et responsable.
Certes, il convient d'éviter de donner dans l'angélisme. L'ambiguïté est partout, entre les hommes, dans chacun d'eux. Le soupçon pèse sur ce qui fait limite au désir, à la visée que l'on croit bonne. Un moralisme pervers et un individualisme intéressé peuvent s'insinuer dans les interstices d'un discours prétendu éthique dans lequel la victime se trouve blâmée, stigmatisée. Un corporatisme crispé et un conservatisme têtu peuvent se draper d'humanisme pour refuser toute mise en examen de pratiques installées.
Le discours éthique produit par des acteurs institutionnels qui sont à la fois juge et partie, peut n'être que « langue de bois », questionnement tronqué et creux, disert sur des pétitions de principe qui n'engagent à rien dans la pratique sociale, muet sur la parole, c'est-à-dire sur ce qui fait de l'humain autre chose qu'un vivant, même pris dans sa dimension sociale.
Le débat est d'autant plus nécessaire, moins, peut-être, pour rechercher un consensus, artificiel, ou un compromis, boiteux, que pour envisager « une éthique comprise comme issue de la division à l'intérieur de chaque citoyen, de deux points de vue distincts, le personnel et l'impersonnel »[24]

---

[24] Nagel T. Egalité et partialité, Puf. 1994, in Moatti JP, Le Corroller AG, Réflexions économistes sur l'éthique médicale. Journal d'Economie Médicale, 1996, T.14. N°2. 67-78.

Or, ces deux « points de vue » s'inscrivent dans deux types d'évolution différents.
Ce que l'anthropologue Louis Dumont appelle « l'idéologie individualiste » a conduit, à partir du XVIIIème siècle, à considérer l'autonomie de chacun comme idéal collectif, la personne individuelle comme valeur sociale suprême.
Progressivement, les règles collectives, culturelles, religieuses, ont cessé de constituer un cadre limitant cette autonomie, les aspirations eudémonistes se sont traduites par un hédonisme privé, égocentré. Le *vivre ensemble* s'en est trouvé profondément modifié.
Les sentiment de justice et d'injustice sont, alors, rapportés à soi, à son vécu personnel, difficilement partagés dans une solidarité personnelle peu active, parfois absente. L'individualisme n'est pas un humanisme.
Par contre, dans le même temps, les structures de ce *vivre ensemble*, les institutions, ont développé les notions de responsabilité et de gestion collective des risques, de prise en charge et de répartition des coûts, fondées sur le *welfare state,* l'Etat-Providence. La maladie - mais aussi les accidents du travail, ceux de la vie, la misère - est assumée collectivement, anonymement, par tous.
L'écart entre l'individu et le collectif ne peut que générer tension et pressions ou contraintes, protestations et conflits.
L'individu risque d'être qualifié d'irresponsable, l'institution d'inhumaine...

La responsabilisation de l'individu est un thème fort dans le discours actuel des décideurs en matière de politique de la Santé. Le *self help* y est présenté comme un nouveau fondement qui permet de développer les concepts d'autonomie et de justice en les séparant de celui de solidarité, par exemple, en confiant au marché le risque de la maladie.
D'autre part, les soignants, très fortement ancrés dans l'éthique hippocratique, tendent à considérer le financement collectif comme le moyen de soigner tout homme selon son état de santé et non son état de richesse. Ils résistent à assimiler demande de soin et demande de bien économique, à renoncer à considérer comme « bien pour l'homme » ce qui est « bon pour la vie ».

On voit que la position éthique du soignant est, ici, encore, celle de la recherche du juste milieu, au sens retenu supra.
Elle n'est pas facile dans un monde soumis à la loi du profit qui ne se soucie pas de l'homme, à la quête du bien-être individuel qui ignore les enjeux collectifs.
Chaque soignant, qu'il prescrive ou qu'il donne un soin, est acteur d'un système dans lequel la question éthique de fond est constamment posée : « Tout ce qui est techniquement faisable est-il à faire ? » Ajoutons ici : « A qui ? »
Des éléments de réponse ont été proposés supra, référés à l'interrogation éthique du savoir.
D'autres sont à repérer dans le champ socio-économique, au point d'articulation entre un savoir et une pratique où la question du bénéficiaire et du bénéfice croise celle du coût.
L'éthique collective égalitariste du besoin est confrontée aux contraintes économiques, qu'une éthique utilitariste, rationnelle, globale en terme d'objectif, paraît mieux assumer.
Si on considère le soin dans un système de santé marqué par la limitation des ressources, et donc, par la nécessité de les répartir, il convient de réfléchir aux critères, explicites ou non, de répartition ainsi qu'à leur fondement éthique.
Tout soignant, choisissant un soin spécifique à donner à une personne particulière participe à cette répartition.
J.P. Moatti et A.G. Le Corroller, dans l'article cité supra, proposent de mettre le calcul économique, fondé sur l'analyse coût-bénéfice, au service des hommes concernés par les actions de santé, leur permettant de « clarifier les conséquences de différents systèmes éthiques de valeur sur les choix. ».
Ils préconisent de distinguer les décisions « de premier niveau » qui fixent la quantité totale des biens à répartir et qui devraient relever de la compétence des acteurs politiques, et les décisions « de deuxième niveau », réglant la distribution de ces quantités et relevant de la responsabilité éthique des soignants
Il n'est pas certain qu'une telle séparation réponde à la question posée dans le champ éthique du soin, et plus largement dans celui d'un *vivre ensemble* où l'éthique rejoint le politique dans la visée d'une « vie bonne...avec et pour l'autre...dans des institutions

justes », pour reprendre la formulation développée de P. Ricoeur, celle d'un « pouvoir-en-commun » substitué à la domination, en revenant à H. Arendt.
Or, ce « *vivre ensemble* » est à la fois de l'ordre de l'évaluation et de la transformation en vue d'une fin.
C'est pourquoi la rationalité économique ne peut être séparée de la prise de conscience des actions qu'elle inspire et de leurs effets sur ces valeurs et ces fins.
C'est pourquoi ce *vivre ensemble* est à considérer comme milieu éthique, c'est-à-dire comme milieu des valeurs et des fins socio-économiques envisagées dans leur agencement avec les autres valeurs et fins, ainsi que dans leur rapport avec une visée globale de la société des hommes.

Le singulier et l'universel

La position éthique ne saurait donc s'affranchir de la dimension sociétale dans laquelle elle se déploie ainsi que des tensions que les différentes références, les diverses appartenances culturelles génèrent. Elle ne saurait être une.
Pour autant, peut-on considérer que la visée éthique qui la sous-tend est liée à cette dimension, réductible à ces appartenances?
N'est-elle pas, au contraire, « destinée à » et « tournée vers » une dimension autre de l'homme, qualifiée d'universelle pour la dire élargie à toute l'humanité ?
L'articulation, parfois tendue, entre l'individu et le collectif, peut être portée au plan de la singularité et de l'universalité de ce qui est rencontrée dans le champ du soin.
La rencontre de l'autre a été dite, supra, toujours possible, pour d'autres raisons que celles, conscientes ou inconscientes, dont nous parle la psychologie.
Autrui est nécessaire dans son universalité, pas seulement dans sa contingence.
L'universalité du sujet s'origine dans l'humanité de l'homme. C'est dire qu'elle nécessite une médiation. Elle n'est pas directement lisible dans la réalité de la personne rencontrée, singulière et masquée (le terme « persona » désignait, en latin, le

masque).
Dans la parabole du samaritain, et dans de nombreux récits des évangiles, il nous est raconté comment un homme s'est posé comme cette médiation, s'est introduit à la place de la projection de soi-même, de la fraternité de clan. Toute rencontre humaine est porteuse d'une autre fraternité.
D'où l'importance des rencontres humaines dès le début de la vie.
D'où la nécessité de les penser dans la dimension universelle d'humanité, au-delà de celle de la relation psychologique et des mécanismes qui la constituent ou qu'elle déclenche.

Dire l'homme dans sa dimension d'humanité, dès son commencement, va plus loin que le présenter comme sujet parlant du discours psychologique ou sujet de droit du discours juridique.
Pour le soignant, c'est choisir de se situer dans une position éthique fondée sur une conception - au sens de conceptus - de l'universalité de l'humain en l'homme, une manière de penser génératrice d'idées et de pratiques, indépendante des modalités psychiques, sociales et culturelles de chacun.
C'est cette conception qui conduit le soignant hors des frontières de sa communauté, qui lui permet d'accueillir tout homme porteur d'une demande de soin. C'est elle qui génère le déplacement, le questionnement et la position éthique définis supra.
Cette universalité du soin, cette disponibilité du soignant, ce mouvement permettent-ils de parler d'une universalité de l'éthique?
La question de l'universalité de l'éthique fait l'objet d'un débat qui se confond avec l'histoire de la philosophie et que l'actualité médico-scientifique relance dans le champ du soin.
Conservons notre choix de rester centré sur les hommes engagés dans une pratique de soin.
Le témoignage des soignants et des soignés appartenant à des cultures différentes conduit à interroger cette « universalité » éthique, telle qu'elle peut être engagée dans une pratique et pas seulement énoncée dans un discours.
Est-elle universalité de la conception de l'homme, de ce qui est considéré comme « bon » ou comme « bien »?
P. Bourdieu parle de la question venue des pays islamiques visant

ce qu'il nomme « l'impérialisme de l'universel » et qui cherche à s'imposer la vision humaniste occidentale à tous les pays, comme les Droits de l'Homme, par exemple (Contre-feux, op. cit.p. 25). L'universel est soupçonné d'être, avant tout, occidental.

Dans nos sociétés pluralistes, les appuis qui légitiment les conceptions de la vie et de l'homme, celles du « bon pour la vie » et du « bien pour l'homme », sont puisés à différentes sources.
La position éthique du soignant, comme de tout homme, dans tout autre champ que le soin, est prise dans l'hétérogénéité des héritages, des présupposés idéologiques, des stéréotypes socio-culturels, constamment renforcés et enrichis.
Le soignant pris dans le brassage des cultures est conduit à découvrir cette diversité, à ajuster ses conceptions propres à celles de l'autre, à élargir sa vision psycho et ethnocentrique du monde et des humains.
Il prend conscience de la part de projection, d'interprétation partagée avec ses proches, qui compose sa vision de l'Homme et du monde.
Il observe le poids de la culture et de l'histoire dans ce qu'il croyait être valeur première.

Faute de pouvoir partager une définition de ce bon et de ce bien, peut-être pouvons nous entendre sur le refus du mal, la visée de sa réduction, de la protection de l'homme contre lui.
A la manière de K. Popper, nous pouvons nous centrer sur l'évitement d'un dommage plutôt que sur l'espoir d'un bienfait. Primum non nocere.
C'est ce que l'on entend, actuellement, dans les situations d'urgence, où l'accord de tous est immédiatement nécessaire.
C'est, par exemple, le thème essentiel de la morale de la responsabilité proposée par A. Glucksman, à propos, notamment, du sida. Cette morale dépasse le collectif nationaliste étroit pour s'énoncer dans la forme d'un nouvel impératif : « Agis de manière à préserver autant que possible et ceux que tu aimes et le genre humain. »[25]

---

[25] A. Glucksman. La fêlure du monde. Flammarion. 1997.

L'universalité de la position éthique de tout soignant n'est-elle pas dans ce refus du mal subi par l'homme ?
Mais, alors, c'est l'universalité de la notion de mal - et donc de son refus, de sa tolérance ou son acceptation - qui pose problème, car elle n'est pas plus assurée que celle du bien.

N'y a-t-il pas lieu d'opérer un renversement ? Ce n'est pas le soin qui conduit à l'éthique, mais l'inverse. C'est parce qu'en l'homme existe, au delà du désir de réalisation, celui de l'accomplissement de l'humain, qu'il est conduit à donner soin et porter secours.
Si ce soin et ce secours sont individuels, provoqués par une rencontre singulière, le souci éthique est rappel qu'ils ne sont pas que cela.

Peut-on alors situer l'universalité dans la rationalité humaine mise en oeuvre dans la discussion, à la manière de J. Habernas qui propose une éthique de la délibération, pluraliste, à partir d'arguments différents, de conceptions diverses ?
« Au lieu d'imposer à tous les autres une maxime dont je veux qu'elle soit une loi universelle, je dois soumettre ma maxime à tous les autres afin d'examiner par la discussion sa prétention à l'universalité. Ainsi s'opère un glissement : le centre de gravité ne réside plus dans ce que chacun peut souhaiter faire valoir, sans être contredit, comme étant une loi universelle, mais dans ce que tous peuvent unanimement reconnaître comme une norme » [26]
Ce postulat de l'efficience d'une rationalité partagée constitue à la fois le fondement et la difficulté des instances de discussion, comités d'éthiques locaux ou nationaux.
On peut considérer que l'échange d'arguments et de conceptions permet de faire évoluer les convictions, de parvenir à un accord sur une réponse possible, constamment réexaminable, à une question posée. On peut plus difficilement penser que ces comités puissent définir une éthique normative à vocation universelle.
Retenons le respect inconditionnel de l'autre, dans ses convictions, dans ses modalités d'être et de penser, plus encore que le respect

[26] In Mc Carthy T.A., The critical theory of J. Habernas, Cambridge, 1978, p. 326.

scrupuleux du contrat, proposé, par exemple, par B. Williams, masque, parfois, de l'indifférence de l'homme engagé dans l'action, mais dégagé dans la bonne conscience.
Retenons l'échange et le partage, sinon comme fondement ou pétition de principe, du moins comme possibilité d'ouverture du questionnement éthique à tous.
Retenons les comme ouvrant à ce qui pourrait être une pédagogie de ce questionnement.
Peut-être vaut-il mieux parler de pédagogie que d'enseignement pour indiquer qu'il s'agit moins de la transmission ex cathédra d'une pensée toute faite que de la mise en commun de l'héritage et de l'actualité du questionnement éthique, présent dans l'histoire des hommes, depuis les premiers philosophes jusqu'à tous ceux qui, aujourd'hui, pensent ensemble l'homme et le soin.

La nécessité de l'autre, constamment rencontrée, nous conduit à articuler singularité et universalité et non à les opposer. C'est parce que l'éthique ne peut être qu'éthique pour l'autre, que le soignant se sent engagé dans le soin en tant qu'humain, dans son humanité d'homme que l'autre lui renvoie. Ce renvoi est d'autant plus fort que cet autre, malade, est fragile, menacé dans sa vie et dans sa capacité d'humain. Pour le soignant, la singularité du soigné vaut universalité de cette humanité partagée. C'est pourquoi le soin est une activité humanisante pour chacun, soignant et soigné.

CHAPITRE XII

L'ETHIQUE ET L'HUMAIN

Les termes « humain », « humanité » qui traversent ces pages sont souvent rencontrés dans les textes, ouvrages et discours de ceux qui, soignants ou non, proposent une réflexion éthique sur les pratiques de soin, sur celles qui les préparent ou les permettent. Ils sont considérés comme qualificatifs de la dimension éthique de ces pratiques ainsi que de la position du soignant. A contrario, les soignés emploient, parfois, le terme d'« inhumain », l'expression « manque d'humanité », à propos de pratiques et de positions qui les choquent chez un soignant.
On peut voir dans cette occurrence lexicale, plus qu'une stéréotypie verbale, l'idée que le soin est un lieu où quelque chose se joue de la spécificité de l'homme qui excède ses caractéristiques biologiques, ses mécanismes somatopsychiques, ses déterminants sociaux et culturels.

C'est ainsi que, dans les années 60, on a beaucoup parlé d'humanisation des lieux de soin, publics et privés.
Ce discours, nouveau, était l'expression de la prise de conscience d'une présence insuffisante de l'humain dans ces lieux et de la volonté d'y porter remède. Il a conduit à des changements d'ordre matériel tels que l'introduction de plantes vertes, d'éléments de décoration, dans l'intention de réduire la rupture entre lieux de soin et lieux de vie.
Asepsie et préoccupations décoratives ne sont plus exclusives l'une de l'autre dans le champ du soin.

Ce souci de continuité entre lieu de soin et lieu de vie s'inscrit dans une vision « extérieure » de l'humain. Il s'applique à l'aspect visible : couloirs, salles d'attente et bureaux.
On peut y voir une dimension symbolique : pour peu qu'elles soient vigoureuses et bien soignées, les plantes constituent un symbole fort de vie.
Il s'appuie sur les éléments culturels supposés partagés par les décideurs et les experts consultés d'une part, les usagers, soignants et soignés, d'autre part.
Citons l'ambiance sonore constituée par une radio commerciale dans un bloc opératoire.
Cet exemple montre, à la fois, la limite des formes d'«humanisation » proposées et la nécessité de concevoir l'humain autrement.
Mme. S. dit le désagrément et la gêne d'entendre, dans la conscience intacte, par suite du mode anesthésique retenu, la futilité des propos personnels ou des messages radiophoniques entendus pendant un soin chirurgical.
Elle parle d'absence de respect pour le soigné. La nécessité d'une protection psychologique des soignants, la fatalité de l'installation d'une routine qui banalise le soin, ne lui paraissent pas de nature à justifier l'évacuation de la dimension éthique du soin donné à un humain, quel que soit le caractère de gravité de son état, son âge, son sexe ou sa condition sociale.

Une autre manière d'humaniser les lieux de soin a consisté dans la prise en compte de l'individualité de chacun, dans le souci de respecter son intimité dans le lieu de vie qui lui est attribué : la chambre. La disparition des salles communes, remplacées par les chambres individuelles ou accueillant deux ou trois soignés, est présentée comme une mesure forte d'humanisation du soin par la transformation fonctionnelle, et pas seulement décorative, des lieux.
La possibilité, pour les parents de rester auprès du nourrisson et de l'enfant malade, est de plus en plus effective, même si on l'observe beaucoup moins à Paris qu'à Seattle et, globalement, moins dans les établissements de soin français que dans les hôpitaux anglo-saxons.

Les pages qui précèdent ont situé l'humain dans la relation entre les hommes réunis par la nécessité d'un soin à donner. Elles l'ont montré exprimé par les mots échangés, les regards partagés, les gestes faits, dont aucun ne peut être dit innocent, sans importance ou sans effet.
Elles l'ont originé dans la présence.
L'humanité de l'homme soignant accueillant un homme blessé est d'abord présence.
Mme B. fait le récit de la consultation au cours de laquelle le médecin lui a annoncé l'existence d'un cancer du sein. Elle dit la présence de cet homme, la possibilité ouverte d'un partage sur le soin à donner, le sentiment de ne pas être seule, d'avoir un homme à son côté. Elle parle de l'humanité de cet homme, assurée du début jusqu'à la fin du soin.
La diversité des soignants rencontrés ensuite dans le cours des examens techniques, des soins infirmiers, l'a confrontée à des situations parfois difficiles, lui a fait rencontrer la fuite du regard, le vide des mots, la distraction machinale, l'absence de l'autre. Elle lui a fait mesurer l'importance de cette présence humaine, garante de l'humanité maintenue de chacun.
Seul, un humain peut accueillir un autre humain.
Pourquoi, pour le soignant, cette humanité est-elle, parfois, si difficile à porter qu'il y renonce et « s'absente » de l'autre - et donc de soi ?
Des causes ont été évoquées, au registre psychologique de la fragilité de chacun, à celui, socio-économique des caractéristiques du système de soin subies par le soignant. Elles sont tout-à-fait recevables.
Psychologues et sociologues nous parlent des déterminations de nos conduites qui nous échappent, référées à des processus inconscients, à des enjeux collectifs hors d'atteinte. Elles sont bien réelles.
Cependant, s'il ne peut ni les refuser ni les transformer, l'homme est-il condamné à les subir jusqu'à renoncer à être ?
Est-il inévitablement conduit à entrer dans cette éclipse de la conscience qui est appelée « bonne conscience », ou bien dans les tourments de son revers nommé « mauvaise conscience » ?

La présence « humaine » du soignant est-elle de l'ordre de la conscience ? Que faut-il entendre par là ?
Ce que P. Ricoeur appelle « l'arrachement de la conscience à la fausse alternative de la « bonne « ou de la « mauvaise » conscience » (Soi-même comme un autre, op. cit. p. 401), conduit à poser cette question dans les différentes déclinaisons du terme rencontrées dans le champ du soin.

On peut parler de conscience dans la présence de l'homme à la fois à l'autre et à soi, à ce qui est dit ou fait par l'autre et par soi. Cette conscience est dite vigile, attentive, génératrice d'actes et de paroles habités, contrôlés, par opposition à ceux qui relèvent de l'automatisme, de l'habitude.
Le soignant a l'expérience de la nécessité de l'extrême attention aux signes venus du soigné, aux indications données par les appareils. Il sait la concentration nécessaire aux gestes de soin.
Il connaît cette conscience attentive, parfois tendue, soucieuse de bien dire et de bien faire.
L'expression « conscience professionnelle » peut être utilisée pour rendre compte de cette forme de présence du soignant.
Cependant, peut-on réduire la conscience à l'instant de l'acte ou du mot, même si cet instant et ce mot sont décisifs pour l'autre ?
Ce qui qualifie la conscience humaine est, aussi, à chercher en amont et en aval.

En amont, précédant le dit et le fait, elle est appel, intention et inscription dans une visée.
L'appel la situe du côté de l'intériorité, de la réceptivité à ce qui est, parfois, nommé « voix de la conscience ». Cette métaphore a été rencontrée dans la métapsychologie freudienne, au registre du Surmoi, gendarme intérieur ancestral transmis par les parents. Elle est, parfois, chargée du poids du moralisme religieux, référée à une présence divine évaluante dans l'humain.
On peut l'entendre comme nécessité intérieure, par opposition à l'extériorité de la règle déontologique.
Cependant, les termes « appel », « nécessité » font problème :
Peut-on les dégager complètement de la charge du Surmoi et de la

morale internalisés au point de les croire siens ?
P. Ricoeur rappelle la réponse de M. Heidegger, pour lequel la conscience n'a pas à distinguer le bien et le mal, elle est appel à être. « Dans la conscience, le Dasein s'appelle lui-même. » (in Soi-même comme un autre, op. cit. p. 401). Le dépassement de soi auquel il confronte n'est pas de l'ordre de l'éthique, d'un commandement à bien vivre, mais de « l'attestation d'un pouvoir-vivre authentique. » L'attestation de soi ne nécessite pas l'autre.
P. Ricoeur propose une conception dans laquelle attestation de soi et injonction par l'autre sont solidaires. Ecouter la voix de la conscience signifie être enjoint par l'autre. L'appel est appel à « vivre bien, avec et pour les autres, et dans des institutions justes », c'est à dire qu'il est porteur des principes éthiques.
L'altérité de la conscience passe par autrui, mais, à la différence d'E. Lévinas, P. Ricoeur considère qu'elle ne s'y réduit pas.

Le soin ne constitue-t-il pas la situation paradigmatique où interviennent et interfèrent les trois types de relation : à soi, à autrui, présent, et à cet autre, tiers anonyme? N'est-ce pas cette présence de l'autre, rencontrée dans celle d'autrui, à chaque fois nouveau, inouï, qui enjoint le soignant, l'interpelle, le conduit à s'estimer soi-même porteur de la visée éthique du « bon pour la vie » et du « bien pour l'homme »?
La nécessité qui naît de cet appel-injonction se présente sous deux visages : celui de l'arrêt, de la mise en suspens de l'action empirique, celui du choix fondé sur une conviction qualifiée d'intime, ici, pour dire que le soignant, en tant que sujet éthique, s'y trouve seul.
Nous avons dit cette subjectivité reliée et solidaire dans la relation de soin.
La présence du soignant est à dire fondée sur l'altérité comme modalité de la conscience. La rencontre de l'homme blessé qui demande un soin porte une double convocation : à autrui, dans son extériorité, à soi-même, comme répondant à cette convocation.
L'appel à l'autre et à soi-même, le commandement du respect de l'autre et de soi, l'injonction reçue de l'autre par soi expriment à la fois l'extériorité et l'intériorité, la profonde unité de l'humain engagé dans cette rencontre.

Quant à ce qui - ou Qui - est source originelle de cet appel, de ce commandement, de cette injonction, transmis par la mémoire humaine, on peut l'entendre dans une régression poursuivie jusqu'aux premiers hommes, on peut le situer dans la place inconnaissable laissée vide par le retrait dont nous parle le récit biblique de la genèse, on peut ne rien en dire.

L'immanence est-elle suffisante, la transcendance nécessaire ? La relation horizontale aux autres humains et à leur présence en soi est-elle à articuler à une relation verticale dont on ne sait rien ? Ou bien peut-on dire que c'est cette verticalité qui donne à l'homme la possibilité de sentir son humanité comme ce qui est plus grand que soi en soi ?

Ce que nous savons, c'est que l'homme est conduit d'un questionnement préalable à un choix. Rien ni personne ne garantit ce choix. L'appel et la nécessité ressentis le disent seulement possible.

L'exigence éthique n'est pas une nécessité ontologique, mais présence de l'infini dans une action humaine finie.

En aval, il peut être parlé de mise en examen du dit et du fait. L'« examen de conscience « qui suit l'action est posé dans la symétrie du « cas de conscience » qui la précède.

On connaît l'usage culpabilisateur de cet examen et le soupçon qu'il porte, notamment chez Nietzsche, référé aux catégories du procès et du châtiment.

On peut l'entendre autrement.

On parlera de conscience réflexive, à la fois prolongement de la conscience de soi et expérience critique de l'articulation entre ipséité et altérité, entre être-soi et être-au-monde.

La question : « Qu'ai-je fait ? » fait place à « Qu'est-il advenu, venu d'autrui ou de moi-même ? »

C'est par cette possibilité de conscience, qui n'est ni trop tardive (Heidegger), ni seulement « réactive » (Nietzsche), que la situation de soin peut être « humanisante », peut permettre, pour chacun, un progrès d'humanité et non une perte.

La philosophie platonicienne peut s'entendre, historiquement, comme une protestation de la conscience humaine contre la

violence, l'injustice et l'arbitraire rencontrés au procès de Socrate.
La position éthique de l'homme, soignant ou non, réside, aussi, dans ces moments critiques de la conscience, dans ce dépassement de l'expérience empirique.
La protestation des soignants évoquée au chapitre précédent est à entendre ainsi, comme un cri éthique.
Nous avons rencontré ces moments de la conscience dans la mise en suspens et l'interrogation de la loi.
L'homme qui se soumet à un interdit sans le mettre en examen, est dans une pratique du bien sans conscience, du bien sans auteur. Celui qui le transgresse, à la manière du slogan de mai 68, « *Il est interdit d'interdire* », également.

On comprend que la position éthique se détermine dans le couple conscience-non conscience, et non dans l'opposition conscient-inconscient de la position psychologique. Elle n'est donc pas dans le saisissable/insaisissable, l'accessible/inaccessible.
La conscience humaine est à la fois présence vigile, intention et réflexion.
Unité de la conscience entendue dans ces trois sens, à l'oeuvre dans ces trois moments d'engagement d'un homme dans une action de soin exercée sur un autre homme supposé la demander.
C'est elle qui fonde la position éthique sur le triple questionnement de l'expérience empirique :

- Celui de sa visée : le bon pour la vie et le bien pour l'homme.
- Celui des moyens : le disponible, le possible et le souhaitable.
- Celui des hommes engagés : les décideurs, les acteurs et les patients.

C'est cette unité qui fait de la conscience, dégagée de la morale, le support de la position éthique. L'action effectuée dans une visée, une présence et une réflexion éthiques ne saurait être qu'un acte conscient.
C'est cette unité et ce dégagement qui en font un acte de liberté et ouvrent à la possibilité d'un choix véritable, et non contraint par une règle, parfois suspecte.

Dans le champ du soin, ce choix peut être dit choix de l'humain en entendant par « humain » ce qui, en l'homme ne

relève pas du code génétique et des systèmes qui contrôlent l'expression du génome d'un être vivant, même s'il les contient.
C'est ainsi que la conscience défatalise la vie de l'homme, le libère du déterminisme génétique aussi bien que du déterminisme historique.
Humain est à concevoir dans une perspective développementale. L'homme naît potentialité, promesse d'humain. Il le devient en réalisant - en accomplissant - les actions qui développent l'humanité contenue en lui comme le fruit est contenu dans le bourgeon. Il développe ainsi toute l'humanité.

Entendons la dimension, « l' épaisseur » temporelle de cette perspective, contenant un « avant », celui de la promesse, toujours présent, un « à venir » de l'humain, toujours possible.
Entendons la dans la conception juive de l' « accompli » et de l'« inaccompli », en tant que non encore accompli.
C'est peut-être dans cette temporalité ouverte que se pose le problème de la responsabilité.
Hans Jonas la montre tournée vers l'avenir, pour lui incertain, de la vie de l'homme : « Agis de telle sorte que les effets de ton action soient compatibles avec la permanence d'une vie authentiquement humaine sur Terre le plus longtemps possible. » (Le principe responsabilité, op. cit. préface).
Cette responsabilité interroge nos objectifs, nos intentions, rend impératif de les inscrire dans une visée de l'homme après nous.
P. Ricoeur en dit la face rétrospective qui nous fait assumer le passé qui nous précède et nous conduit à être enjoint par l'autre. (Soi-même comme un autre, op. cit. Dixième étude).
Dire la responsabilité dans le présent de l'acte la réfère au cadre professionnel, aux règles du contrat et à la loi qui les fonde. La dire dans la présence fait lien entre ce qui précède, ce qui advient et ce qui sera.
Mais ce lien ne peut se nouer sans autrui. Il n'est peut-être pas nécessaire qu'autrui soit faible, fragile ou menacé, il suffit qu'il soit là, nous dit E. Levinas.
Le soignant connaît, pour la vivre dans la situation de soin, l'asymétrie de la relation intersubjective et la responsabilité pour autrui qu'elle génère, en même temps que la non maîtrise des

effets sur autrui de ce qu'il dit ou fait.
Il est pris dans la contradiction fondamentale entre le lien et l'écart posée dans le principe même de la relation de soin.
Il est question, ici, de cette relation en tant que rencontre de deux consciences, dans une dimension temporelle qui sort du *hic et nunc* psychologique.
Dans la relation à l'autre, conscience n'est pas connaissance, objectivante et réductrice, partielle et falsificatrice,
La réciprocité dont M. Buber fait le fondement de toute relation authentique résulte de la rencontre directe et immédiate de deux consciences, lorsque chacun est conscient de la présence d'une autre conscience.
Le soin constitue le lieu et le temps où le soignant reçoit la demande de l'homme blessé, dans son corps d'homme, soma et psyché. Même malade, même réduit dans sa capacité de sujet parlant, l'homme soigné ne peut être dit privé de la conscience d'être cet homme là, ni un autre, ni une chose.
Ce lieu et ce temps peuvent être dits paradigmatiques de l'éthique que nous appellerons « clinique » pour la situer dans le champ de la relation de proximité entre un soignant et un soigné.
De la clinique à l'éthique dit le chemin suivi par ces pages.
De l'éthique à la clinique dirait celui de l'homme engagé dans une pratique de soin parce qu'il sent appelé à l'aide, parce qu'il s'y trouve au croisement d'un désir venu de soi-même et d'une injonction reçue de l'autre, parce qu'il ressent, sans en savoir l'origine, la nécessité du « bon pour la vie » et du « bien pour l'homme », du « juste », à la fois pour un, connu, et pour tous, inconnaissables.
L'éthique n'est pas soumission de ce désir à l'autre, à tous ou à la loi, car elle ne serait que morale surmoïque. Elle n'est pas davantage renoncement ou lutte, car combattre le désir, c'est combattre l'humanité en soi.
Elle est conscience interrogative, reflexive et critique. Elle est le paradigme de la présence de l'humain.

CONCLUSION

Lorsqu'un patient vient consulter, porteur d'une demande de soin pour un trouble situé au versant somatique, psychique ou d'emblée psychosomatique, le soignant est interpellé à répondre.
Sa réponse est double : en direction du patient (au sens de « patior »), de cet autre humain souffrant et confiant, d'autre part centrée sur le trouble, « ce pourquoi le malade est là ».
Cette réponse est donc d'abord accueil et écoute, questionnement de la demande, conduisant à mettre en relation le patient et son trouble, son discours et son symptôme.
Soignant et soigné entrent alors dans un déplacement symbolique producteur de sens.

Parfois - plus souvent si l'on est à l'écoute - se dit une demande autre, un appel à l'aide pour sortir de l'impasse, non seulement du corps et/ou du désir, mais aussi d'un lieu de soi où sens signifie direction.
L'appui de la loi, des règles implicites ou explicites des codes convenus, n'y suffit pas.
Un nouveau déplacement est nécessaire, qui conduit à entendre cette demande, cet appel dans la résonance à ce même lieu de soi-même.
Cette résonance suscite un questionnement, place le soignant dans une position que nous avons qualifié d'éthiques pour les situer dans le champ d'une réflexion et d'une pratique centrée sur une conception de l'humain en l'homme, et non sur un savoir opératoire sur lui.
Entre l'autre et lui, *quelque chose est posé qui regarde le monde.*

La relation soignant et soigné se trouve transformée par cet entre-deux ouvert à leur conscience.
Cette conscience peut être dite réflexive, pour en indiquer la direction, inquiète pour en dire le mouvement et l'absence de maîtrise assurée.
De cet entre-deux, rien n'est saisissable. Il est la rencontre de l'absolu, entre les hommes, parmi eux. On peut parler de sacré, de transcendance, pour dire ce lieu où l'homme peut être pensé comme être-au-Monde, appelé à accomplir son humanité.
Cette rencontre est donc rendue possible par la présence de l'Autre, au-delà de la relation d'immanence entre sujets existants. « L'Autre, par son seul exister est expression du sens transcendant. », écrit E. Lévinas.
L'éthique n'y est pas seulement « humanitaire », mais « humanisante ».
Si le soignant n'en est pas garant, il peut être garant d'une condition de possibilité : rendre possible que cela soit.

Mais cet espace et ce temps ne sont pas à réduire aux appels et aux demandes particulières qui font transgression dans le champ social.
Comme l'écrit E. Lévinas : « *Tout*[4] ce qui se passe entre nous regarde le Monde. » L'éthique du soignant ne se partage pas.
Elle n'est pas réservée aux « grandes questions », objets de débat philosophique.
Elle commence dès l'accueil du patient. Elle est dans les moments et les lieux apparemment ordinaires, dans lesquels le mépris de l'Autre peut se dire : l'attente non justifiée, négation du temps d'autrui, l'annonce, devenue routinière, du diagnostic[5], du pronostic ou du traitement, la manière d'être, négligente ou distante, avec plus faible que soi.
Le pédiatre australien B. W. Neal rappelle que la question éthique se pose dans le bureau de consultation ou au chevet du malade, à deux heures du matin. (P. Royer, J.Guignard, Ethique et pédiatrie,

---

[4] Souligné par nous
[5] Carue S. Trisomie 21: annonce, accompagnement et intervention précoce. Mémoire d'Orthophonie.Université Montpellier I. Faculté de Médecine. Juin 1997.

op. cit.p. 85-91).
C'est alors que la rencontre d'autrui peut l'appeler à se (re)définir comme humain, par un choix constamment renouvelé. « Appelé à » ne signifie pas « destiné à ».

On comprend la difficulté pour le soignant, placé dans la position de celui qui, grâce au pouvoir de la science, a réponse à tout ce qui gêne, trouble le désir de vie.
Le partage, le dialogue avec d'autres, non soignants, juristes, moralistes, permet de poser les enjeux, rappeler des principes, peser des décisions. Il arrive que le soignant n'y soit pas très à l'aise. B. W. Neal parle de malentendu et d'incompréhension. (op.cit.).

On comprend le sens profond du soin. Prendre soin , non de l'autre, hors de soi, ou de soi, coupé de l'autre.
On peut penser ce « prendre soin » à la manière de Philon et des thérapeutes d'Alexandrie, dépassant la seule dimension somato-psychique.
On peut l'entendre comme attention portée à ce qui, en soi, est plus grand que soi, et qui est rencontré en l'autre.
Prendre soin de l'homme en l'autre comme en soi-même dans chaque mot, chaque geste du soin donné, échangé, ne peut se faire que « la tête froide et le coeur chaud », selon l'expression de J. Maritain, dans la « rigueur et la miséricorde », nous dit la symbolique de la kabbale juive, dans l'intelligence du coeur que le bouddhisme nomme compassion.

Le soignant, dans sa pratique quotidienne, peut se préoccuper uniquement de se réaliser dans sa compétence. Il peut s'en tenir à gérer la relation à l'autre dans le champ psychologique, adossé au Code et aux règles de l'art. Il peut, ainsi, être un bon soignant.
Il peut, aussi, choisir d'entrer dans cette démarche qualifiée, ici, d'éthique, avec le seul appui de sa conviction, reliée aux autres par le fil ténu de l'espoir que ceci soit vrai.

OUVRAGES ET TEXTES CITES

ANZIEU D. Le Moi-peau, Dunod, Collection Psychismes, 1985.

AMADO LEVY-VALENSI E., La névrose plurielle, Aubier, Collection la psychanalyse prise au mot, 1992.

ARENDT H. La condition de l'homme moderne, Agora Press Pocket, 1988.

AUSTIN JL. Quand dire, c'est faire, Seuil, 1970.

BALMARY M., Le sacrifice interdit, Freud et la bible, Grasset, Paris, 1986.

BALMARY M., La divine origine, Dieu n'a pas créé l'homme, Grasset, Paris, 1993.

BALMARY M,. Les lois de l'homme, Etudes, juillet- août 1991, (37516-2) .

BAUDOIN JL. PARIZEAU MH. Réflexion juridiques et éthiques sur le consentement au traitement médical, Médecine/sciences, 1897, 3(I) : 8-12.

BEAUCHAMP P. L'un et l'autre testament, Seuil, 1990.

BLOCH E. Le principe espérance, Gallimard, 1991.

BONFILS S. Impertinente psychosomatique, ed. John Libbey Eurotext, 1993.

BOURDIEU P. Contre-feux, Liber-raisons d'agir, 1998.

BUBER M. Je et tu, Aubier-Montaigne, 1969.

BRUCKNER P. La tentation de l'innocence, Grasset, 1995.

CAMUS A. Le mythe de Sisyphe, NRF, Gallimard, 1942.

CHANGEUX JP. RICOEUR P. La nature et la règle, O. Jacob, 1998.

COLSON P. FERRAGUT E. La dimension de la souffrance en

chirurgie et réanimation, Masson, 1996.
DELATTRE-DEREC N. EWALD F. FERRY L. GUYON H. LECOURT D. Les sciences humaines sont-elles des sciences de l'homme ?, PUF, Collection « Forum Diderot », 1988.
DORON R., PAROT F. Dictionnaire de psychologie, PUF, 1991.
DURCKHEIM K.G. La percée de l'être, les étapes de la maturité, Le courrier du livre, 1988.
ENGELHARDT H.T. The foundations of bioéthics, New York, Oxford Un. Pr., 1986.
FAGOT-LARGEAULT A. Ethique et connaissance dans les sciences de la vie et de la santé. Bulletin de la Société française de philosophie. Janv.- Mars 1988. N°1. P. 2- 35.
FERRAGUT E. & ALL, La dimension de la dimension de la souffrance chez le malade douloureux chronique, Masson,1995.
FERRY L. L'homme-Dieu ou le sens de la vie, Grasset, 1996.
FREUD S. Moïse et le monothéisme, Gallimard, 1948.
FREUD S. Trois essais sur la sexualité, Gallimard, 1964.
FREUD S. Malaise dans la civilisation, Paris. PUF.1971.
GIRARD R. Des choses cachées depuis la fondation du monde, Grasset, 1978.
GLUCKSMAN A. La fêlure du monde, Flammarion, 1997.
GODBOUT J. L'esprit du don, Montréal, Paris, 1992.
GOULD S.J. L'éventail du vivant, Seuil, 1997.
HABERNAS J. Morale et communication, Cerf, 1991.
HOERNI B. Ethique et déontologie médicale, Masson, Coll. Abrégés, 1996.
HOTTOIS G. PARIZEAU MH. Les mots de la bioéthique, Un vocabulaire encyclopédique, Bruxelles, De Boeck Université, 1993.
JEAMMET PH., REYNAUD M., CONSOLI S. Psychologie médicale, Masson, 1988.
JONAS H. Le principe responsabilité, une éthique pour la civilisation technologique, Cerf, 199I.
JULIEN PH. Le manteau de Noé, Desclée de Brouwer, 1991.
KANT E. Fondements de la métaphysique des moeurs, Delagrave, ed. 1969, Section II.
KRISTEVA, **J**. Au commencement était l'amour : Psychanalyse et

foi, Hachette, Coll. Textes du XXème siècle, 1988.
LAPLANCHE J. , PONTALIS J.B. Vocabulaire de la psychanalyse. PUF, 1967.
LE CLEZIO JMG Le jour où Beaumont fit connaissance avec sa douleur, Mercure de France, mars 1985.
LEVINAS E. Totalité et infini, Essai sur l'extériorité, Nijhoff, La Haye,1974.
LEVINAS E. Ethique et infini, Fayard, 1982.
LELOUP JY. L'absurde et la grâce, Albin Michel, 1991.
MALHERBE J.F. Pour une éthique de la Médecine, Ciaco ed., 2°Edition 1990.
MATTEI JF Les droits de la vie, Odile Jacob, 1996.
MAZERAND V. Douleur et psychosomatique, in La dimension de la souffrance chez le malade douloureux chronique. p. 127- 145. Masson, 1995.
MEYER J.P. Relaxation thérapeutique. Masson, 1986. I
MINKOWSKI E. Traité de psychopathologie,PUF, 1966.
MISSENARD A. BALINT M. et ALL. L'expérience Balint : histoire et actualité. Dunod, Coll. Inconscient et culture, 1982.
MISRAHI R. Lumière, commencement, liberté, Plon, 1969.
MISRAHI R. Qu'est-ce que l'éthique ?, Masson et Armand Colin, 1997.
MOATTI JP LE COROLLER AG Réflexions économistes sur l'éthique médicale, Journal d'économie médicale, 1996, T. 14, n°2.
MONOD J. Le hasard et la nécessité, essai sur la philosophie naturelle de la biologie moderne, Seuil, 1970.
OLIVIER TH. Le cri des oiseaux dans la tempête, Paris-Bruxelles, La longue vue, 1992.
[21]OUAKNIN M.A. Lire aux éclats, Eloge de la caresse, Lieu Commun, 2° Edition, 1990.
PARSONS T., Social structure and dynamic process : the case of modern medical practice, in The social system, Glencoe, Free Press, 1951, trad. Fr. in Eléments pour une sociologie de l'action, Plon, 1955.
PAYCHENG O. SZERMAN S. A la rencontre de l'éthique, les fondements du questionnement éthique pour les professions

médicales et para médicales, guide pratique des textes de référence, ed. Heures de France, 1997.
PAYS JF. Respecter ou soigner ? A propos de la grève de la faim, Med. Droit, 1994, 6,66.
PEYREFITE Les amitiés particulières, Flammarion, 1945.
POTTER VR. Bioéthics : Bridge to the future, Englewood Cliffs, N.J. Prentice-hall, 1971,2.
RAMEIX S. Fondements philosophiques de l'éthique médicale. Ellipses. Coll. Sciences humaines en médecine. 1996.
RAWLS J. Théorie de la justice, Seuil, 1991.
RICOEUR P. Finitude et culpabilité, Aubier Montaigne, 1960.
RICOEUR P. Soi-même comme un autre, Seuil, 1990.
RICOEUR P. Lectures I. Autour du politique, Seuil. 1991.
ROGERS C. La relation d'aide et la psychothérapie. Paris. ESF. 1970. 2 vol.
ROYER P. GUIGNARD J. Ethique et pédiatrie. Colloque International Pediatric Association. Paris. 1982, Flammarion médecine-sciences, 1982.
SAMI-ALI. Penser le somatique : imaginaire et pathologie, Dunod, 1988, Coll. Psychismes.
SCHNEIDER P.B. Psychologie médicale, Payot, 1984, Coll Bibliothèque scientifique.
SCHOPENHAUER A. Le monde comme volonté et comme repré-sentation, PUF, 1966.
SIRVEN, R. A propos d'un cas : de la division à l'unité. Corps et relecture. Budapest. 1991. p.155. Coll. Introspekcio. Vol. 1. Actes du congrès européen de thérapie de relaxation.
STEISALTZ A. La rose aux treize pétales, Albin Michel, 1989.
VASSE D. La chair envisagée, la génération symbolique, Seuil, 1988.
WILLIAMS B. Ethics and the limits of philosophy, London, W. Collins, 1985.
ZORN F. Mars, Gallimard, 1979.

TABLE DES MATIERES

Collection ***Logiques Sociales***
fondée par Dominique Desjeux
et dirigée par Bruno Péquignot

En réunissant des chercheurs, des praticiens et des essayistes, même si la dominante reste universitaire, la collection Logiques Sociales entend favoriser les liens entre la recherche non finalisée et l'action sociale.
En laissant toute liberté théorique aux auteurs, elle cherche à promouvoir les recherches qui partent d'un terrain, d'une enquête ou d'une expérience qui augmentent la connaissance empirique des phénomènes sociaux ou qui proposent une innovation méthodologique ou théorique, voire une réévaluation de méthodes ou de systèmes conceptuels classiques.

Dernières parutions

Régine BERCOT, *Devenir des individus et investissement au travail*, 1999.
Sophie DIVAY, *L'aide à la recherche d'emploi*, 1999.
Myriam BALS, *Esclaves de l'espoir*, 1999.
Lindinalva LAURINDO DA SILVA, *Vivre avec le sida en phase avancée*, 1999.
Ivan SAINSAULIEU, *La contestation pragmatique dans le syndicalisme autonome*, 1999.
Chantal HORELLOU-LAFARGE, *Les rapports humains chez les penseurs du social*, 1999.
Maryse PERVANCHON, *Du monde de la voiture au monde social*, 1999.
Marie-Anne BEAUDUIN, *Les techniques de la distance*, 1999.
Joëlle PLANTIER, *Comment enseigner ? Les dilemmes de la culture et de la pédagogie*, 1999.

Collection ***Logiques Sociales***
fondée par Dominique Desjeux
et dirigée par Bruno Péquignot

Bruno LEFEBVRE, *La transformation des cultures techniques*, 1998.
Camille MOREEL, *1880 à travers la presse*, 1998.
Myriame EL YAMANI, *Médias et féminismes*, 1998.
Jean-Louis CORRIERAS, *Les fondements cachés de la théorie économique*, 1998.
L. ELLENA, *Sociologie et Littérature. La référence à l'oeuvre*, 1998.
Pascale ANCEL, Ludovic GAUSSOT, *Alcool et Alcoolisme*, 1998.
Marco ORRU, *L'Anomie , Histoire et sens d'un concept*, 1998.
Li-Hua ZHENG, *Langage et interactions sociales*, 1998.
Lise DEMAILLY, *Evaluer les établissements scolaires*, 1998.
Claudel GUYENNOT, *L'Insertion, un problème social*, 1998.
Denis RUELLAN, Daniel THIERRY, *Journal local et réseaux informatiques*, 1998.
Alfred SCHUTZ, *Eléments de sociologie phénoménologique*, 1998.
Altay A. MANÇO, *Valeurs et projets des jeunes issus de l'immigration. L'exemple des Turcs en Belgique*, 1998.
M. DENDANI, *Les pratiques de la lecture : du collège à la fac*, 1998.
Bruno PEQUIGNOT, *Utopies et Sciences Sociales*, 1998.
Catherine GUCHER, *L'action gérontologique municipale*, 1998.
CARPENTIER, CLIGNET, *Du temps pour les sciences sociales*, 1998.
SPURK Jan, *Une critique de la sociologie de l'entreprise*, 1998.
NICOLAS-LE STRAT Pascal, *Une sociologie du travail artistique*, 1998.
GUICHARD-CLAUDIC Yvonne, *Éloignement conjugal et construction identitaire*, 1998.
JAILLET Alain, *La réthorique de l'expert*, 1998.
Roland GUILLON, *Recherches sur l'emploi, éléments de sociologie de l'activité économiques*. 1998.
Raymonde MOULIN, sous la dir. de, *Sociologie de l'art*, 1998.
Roland GUILLON, *Recherches sur l'emploi , éléments de sociologie de l'activité économique*, 1998.

Collection ***Logiques Sociales***
fondée par Dominique Desjeux
et dirigée par Bruno Péquignot

Philippe TROUVÉ, *Les agents de maîtrise à l'épreuve de la modernisation industrielle. Essai de sociologie d'un groupe professionnel*, 1997.
Gilbert VINCENT (rassemblés par), *La place des oeuvres et des acteurs religieux dans les dispositifs de protection sociale. De la charité à la solidarité*, 1997.
P. BOUFFARTIGUE, H. HECKERT (dir.), *Le travail à l'épreuve du salariat*, 1997.
J.-Y.MÉNARD, Jocelyne BARREAU, *Stratégies de modernisation et réactions du personnel*, 1997.
Florent GAUDEZ, *Pour une socio-anthropologie du texte littéraire*, 1997.
Anita TORRES, *La Science-fiction française : auteurs et amateurs d'un genre littéraire*, 1997.
François DELOR, *Séropositifs. Trajectoires identitaires et rencontres du risque*, 1997.
Louis REBOUD (dir.), *La relation de service au coeur de l'analyse économique*, 1997.
Marie Claire MARSAN, *Les galeries d'art en France aujourd'hui*, 1997.
Collectif, *La modernité de Karl POLANYI*, 1997.
Frédérique LEBLANC, *Libraire de l'histoire d'un métier à l'élaboration d'une identité professionnelle*, 1997.
Jean-François GUILLAUME, *L'âge de tous les possibles*, 1997.
Yannick LE QUENTREC, *Employés de bureau et syndicalisme*, 1998.
Karin HELLER, *La bande dessinée fantastique à la lumière de ; l'anthropologie religieuse*, 1998.
Françoise BLOCH, Monique BUISSON, *La garde des enfants. Une histoire de femmes*, 1998.
Christian GUIMELLI, *Chasse et nature en Languedoc*, 1998.
Roland GUILLON, *Environnement et emploi : quelles approches syndicales ?* 1998.
Jacques LAUTMAN, Bernard-Pierre LÉCUYER, *Paul Lazarsfeld (1901-1976)*, 1998.
Douglas HARPER, *Les vagabonds du nord ouest américain*, 1998.
Monique SEGRE, *L'école des Beaux-Arts 19ème, 20ème siècles*, 1998.
Camille MOREEL, *Dialogues et démocratie*, 1998.
Claudine DARDY, *Identités de papiers*, 1998.
Jacques GUILLOU, *Les jeunes sans domicile fixe et la rue*, 1998.

www.ingramcontent.com/pod-product-compliance
Lightning Source LLC
LaVergne TN
LVHW050657051026
849532LV00002B/671
* 9 7 8 2 7 3 8 4 7 6 8 4 5 *

DE LA CLINIQUE À L'ÉTHIQUE